湛庐 CHEERS

与最聪明的人共同进化

HERE COMES EVERYBODY

积极情绪的力量

10 周年纪念版

Positivity

[加] 芭芭拉·弗雷德里克森 著
Barbara Fredrickson

王珺 译
阳志平 审校

中国纺织出版社有限公司

芭芭拉·弗雷德里克森

- 斯坦福大学心理学博士
- 积极心理学领军人
- "积极心理学领域的天才"
- "全球最具影响力的 12 位心理学家"之一
- 坦普尔顿积极心理学奖获得者
- 国际积极心理协会最高荣誉——克里斯托弗·彼得森金奖获得者
- 心理学界被引用率最高的学者之一

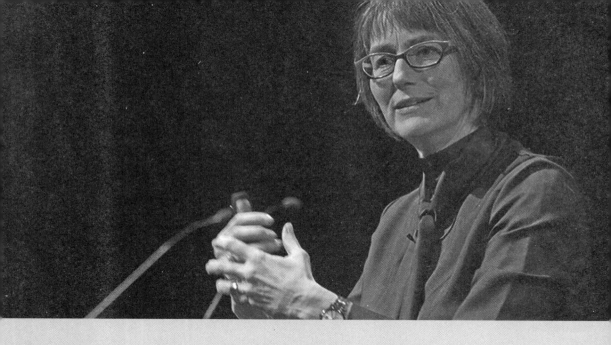

"积极心理学领域的天才"

芭芭拉·弗雷德里克森生于 1964 年，是斯坦福大学心理学博士。她是北卡罗来纳大学教堂山分校的教授及该校积极情绪和心理生理学实验室（又名 PEP 实验室）的负责人，是积极情绪实验室协会（APEL）的创始联席主席、国际积极心理协会（IPPA）的前任主席。

芭芭拉是社会心理学、情感科学和积极心理学领域的领先学者，她开辟了积极心理学理论的新天地。因在积极心理学领域的卓越建树，芭芭拉将诸多心理学大奖收入囊中，在全球拥有广泛的影响力和受众。

芭芭拉连续 16 年获得美国国家卫生研究院的研究经费；2000 年获得美国心理协会授予的坦普尔顿积极心理学奖，该奖的影响力和奖金都堪比诺贝尔奖；2008 年获得实验性社会心理学协会颁发的职业轨迹奖；2013 年获得首届克里斯托弗·彼得森金奖，这是国际积极心理协会授予的最高荣誉。2015 年她被全球阅读量最高的心理学网站"心理学与心智"（Psicología y mente）评为"全球最具影响力的 12 位心理学家"之一。凭借对积极情绪的"扩展和建构理论"，芭芭拉成为心理学界被引用率最高的学者之一，积极心理学之父马丁·塞利格曼更是盛赞她为"积极心理学领域的天才"。

积极心理学
"开天辟地"式的先驱

芭芭拉作为积极心理学领域的先驱人物，提出了许多具有开创性和颠覆性的理论。

扩展和建构理论

从人类的进化史来说，消极情绪能帮助人们更好地生存下来，比如，愤怒产生攻击的冲动，恐惧引起逃避的冲动，厌恶导致驱逐的冲动。而如喜悦、宁静和感激之类的积极情绪似乎就没那么有用。那它存在的意义是什么呢？芭芭拉指出，积极情绪能让人们的思维更开阔，人在放松和愉悦的状态下，能使思维更发散并激发出更大的创造力。同时，思维的扩展带来的益处是隐含的、长期的，能为日后的生活储备资源，从而提升一个人的健康水平和幸福感。

最佳情绪配比

芭芭拉指出，积极情绪有显而易见的巨大好处，但不应一味地追求积极情绪。积极情绪过多，会使人狂妄而浮夸；消极情绪过多，则使人悲观消沉。达到适度的积极情绪与消极情绪配比，才能最大程度地提升幸福感。

撤销效果

芭芭拉与其他研究者发现，积极情绪可以消除消极情绪对心血管的不良影响。在承受压力时，人们会表现出心跳加快、血糖升高、免疫抑制以及其他为立即行动而优化的适应能力。而如果压力消失，个人仍无法调节这些变化，则可能导致冠状动脉疾病等问题，并增加死亡率。芭芭拉的实验室研究和调查均表明，积极情绪可以帮助以前处于压力下的人恢复到正常的生理基线。

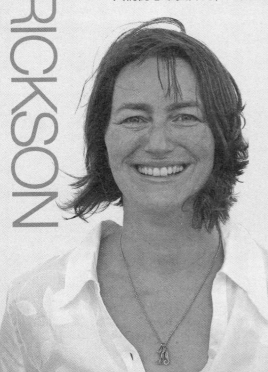

致力于让更多人
达到身心最佳水平

芭芭拉并不是一位仅仅埋首于象牙塔之中的研究型学者，她在不断探索和总结积极心理学理论的同时，也致力于让更多的人通过积极心理学来提升和完善自己。

她是畅销书作家，作品已经被翻译成30多种语言。其著作《积极情绪的力量》是对她20多年来积极情绪研究成果的通俗表达，全方位揭示了积极情绪和人们日常生活的紧密关系，以及如何通过积极情绪来提高身心水平，最终改写人生。

她还是备受欢迎的 TED 演讲者。2014年，她在 TED 大会上向全世界分享了积极情绪的巨大力量以及发现和重建爱的神奇作用。该视频得到了热烈反响和如潮好评，多年来几度掀起人们学习和应用积极心理学的热潮。

2015 年，她开始教授免费的在线积极心理学课程，该课程一经推出就吸引了全球 57 000 多名学习者，深刻影响了全球教育、商业、医疗保健、军事等领域的学者和从业人员。在积极心理学的指导下，无数人的生活质量和工作效率得到了大幅提升。

芭芭拉迄今为止的所学和研究目标，都紧紧围绕积极心理学。她希望用数据与量化的标准来解释和影响看似抽象的情绪，帮助读者直接、有效地认识和提升自己，达到最佳的身心水平，从而获得幸福美好的人生。正如她所说："让我们共同在这个世界上最需要积极情绪的地方，创造光明、爱和健康！"

作者演讲洽谈，请联系
speech@cheerspublishing.com

更多相关资讯，请关注

湛庐文化微信订阅号

湛庐 CHEERS 特别制作

永恒的幸福源泉——积极情绪

我们生活在一个充满挑战的时代。新冠肺炎疫情改变了我们生活的方方面面。全球民意调查显示，许多人的幸福感都直线下降，失业和悲观如乌云般笼罩着我们。和悲观情绪一同上升的，还有悲观甚至绝望衍生的药物滥用、酗酒和自杀事件，太多人因此失去了宝贵的生命。

这场疫情推动着我们开始正视自己不断增长的负面情绪，这种感受相比 10 年前更加强烈。我们每天都必须采取积极的和自我保护的措施来提高韧性和能量储备。在这个困难时期，培养真正积极的能力是一项至关重要的生活技能，我们要不断强化这个技能，以恢复和提高自己与周围人的幸福感。如果不这么做，恐怕我们的理智、健康和全球社会都将置于风险之中。

幸运的是，关于积极性如何让我们的决心、社交以及大脑和免疫细胞受益的科学已经日渐成熟。这些研究也在致力于继续揭示如何通过实际且日常的方法来获得更多的快乐、感激和爱，以及在困难和挫折面前，如何利用积极情绪的新发现来为我们热爱的事业释放更多的勇气和能量。比如，在疫情蔓延之初所做的研究中，我和我的团队发现，积极性——也就是韧性，仍然是人们能否从逆境中复原的核心因素。在日常生活中培养积极情绪，不仅可以避免抑郁和焦虑，还能扩大心理的积极面，比如发现日常经历中的意义，以及获得真正让自己蓬勃发展的能力。

在《积极情绪的力量》问世之初，我和我的团队就发现，与他人共同体验的积极情绪会格外强大。在后来的《爱是什么2.0》中，我称为"积极的共鸣"，这种共鸣同时作用于身体和心灵。此时才是真正的集体：人们不论是在微笑等非语言行为上，还是在生物节奏上，都呈现出了个体之间的同步性。当人们因为分享积极情绪而实现真正的联结时，他们就好像在跳动着一个共同的心脏。这也是建立良好的人际关系、幸福感和韧性的最好时机。

放心吧！积极情绪的内容和实用性仍和以前一样重要。在这些文字中，你会发现，每天的经历都为你提供了成长的可能。希望你能试着提高自己的积极性，并和周围的人分享见解。虽然我们远隔山海，文化背景也截然不同，但我相信，我们可以共同在这个世界上最需要它的地方，创造光明、爱和健康！

芭芭拉·弗雷德里克森

北卡罗来纳州　教堂山

2020 年 9 月

第一部分

PART 1

积极情绪的神奇作用

第二部分

达到最佳情绪配比

POSITIVITY

积极情绪的
神奇作用

你了解积极情绪的重要性吗？

扫码鉴别正版图书
获取您的专属福利

扫码测一测，
获得题目及解析。

- 由于病痛和记忆衰退，老人的积极情绪相比年轻人少得可怜，这是真的吗？

  A. 真

  B. 假

- 积极情绪与消极情绪的比值就是积极率，如果你想要让自己的未来变得更好，应该追求的积极率是：

  A. <1:1

  B. 1:1

  C. 2:1

  D. 3:1

- 以下那种做法可以增加你的积极情绪？

  A. 一心多用，如边打电话边上网

  B. 避免玩物丧志，剥夺自己玩乐的权利

  C. 每周抽出几天记录需要感激的事物

  D. 在大多数时间独处

第 1 章

积极情绪的魔法

完全相同的温暖阳光，完全相同的忙碌清晨。一个我满是疲惫、懊恼、挫败和敌对，而另一个我则欢欣、体贴、高效并充满活力。上天究竟施了怎样的魔法？

场景一

阳光透过窗帘照进卧室，将你从一夜断断续续的睡眠中唤醒。在连续多日的阴雨天后，你很开心又看到了湛蓝的天空。然而你很快意识到闹钟没响。你很失望，因为你本打算起得更早，以便在孩子们睡醒之前给自己一些时间。时候不早了，你决定放弃原定的晨练计划而在床上写会儿日记。你写道：

真不敢相信，我因为忘记设闹钟而又让自己失望了。如果连这么简单的事儿都做不好，我又怎么能把握好每一天的生活？！没有晨练，我今天一整天都会像鼻涕虫一样，唉。最好先把注意力集中在写日记的原因上：思考我的重大目标，并把它们和我每天所做的事情联系起来。但这个方法确实有效吗？它值得我花掉本可以用来睡觉的时间吗？对于这点额外的时间，我真正应该做的是查看电子邮箱里的急件，或是核查冗长的任务清单。我们的水费单是不是已经超过缴费期限了？它现在在哪儿？

你合上日记本，下床走到电脑前，打开电子邮箱。在标记着"紧急"的邮件里，你看到同事莎伦需要你在下午之前对她的提案给出意见。于是，你要花掉上午的一部分时间帮她填写各种各样的表格。你一边为她这个过分的要求感到生气，一边打开了下一封邮件，看见由你主持申请的项目得到了初步的批准，接下来你有 48 个小时的时间对材料做最后一次修订。"48 个小时！"你大叫起来，"难道要我放下手头所有的事情来做这些修订？我要怎么把它塞进我的日程？"想到还要跨越如此紧急的时限，好消息给你带来的短暂欣喜立即被担忧彻底粉碎了。

就在这时，你不到 4 岁的女儿醒了，连声叫着："妈妈！"你看了下时间：6 点 42 分。你一再地告诉她，要在房间里安静地待着，直到 7 点钟去给她拥抱和亲吻。可是，这次她又没有听话。你的沮丧不断升级，工作和生活中的杂事太多了。没有人明白这次工作变动让你的生活变得多么纷繁杂乱。你走到女儿的房间，责怪她这么早叫你，然后去做早饭。

整个早晨像一场没有赢家的糟糕比赛。7 岁的儿子找不到他最喜欢的鞋子，使得你不能准时出门。于是这又引发了你的喋喋不休："你为什么就不能穿另一双？！既然那双鞋对你这么重要，为什么不好好地保管？"现在你们全家四口——两个孩子、你和丈夫，为了找到那双鞋，围着房子团团转。

等你终于把孩子们送到学校时，他们又迟到了，而你上班也迟到了。你看到的第一个人是乔，他和你一块儿负责那个刚刚被批准的项目，他正笑逐颜开。有时你很欣赏乔的高昂情绪，但今天，他的笑让你起了疑心。你想：他正试着讨好我，这样所有的修订工作都得我做了！乔走近你："收到消息了吗？我们拿到那笔钱了！我们今年有着落了！"你说："是啊，但是你看见那张修订清单没有？我们只有 48 个小时来完成修订！我今早还要处理莎伦的提案。"乔的笑容消失了，他得停下来想想该如何回应你的消极态度。

听着耳熟吗？如果你和大多数人一样，可能就对这样的早晨再熟悉不过了：什么也做不对。得不到自己需要的时间；不能容忍莎伦把她的十万火急变成你的十万火急；想不出该怎么完成一个只有 48 个小时期限的修订案；无法和乔建立统一战线；甚至没法让孩子在床上等到 7 点钟；不得不在叫嚷和抱怨中度过早晨的"分秒争夺战"；不能把孩子们按时送到学校；没法准时上班。那么，你到底如何才能不这样呢？

我们都知道消极情绪，它声势浩大地逼近，很容易察觉。消极情绪渗透进你对自己说的话和判断。它流动在你与孩子、与同事的交流中，破坏你们之间的友好关系。更糟糕的是，泛滥的消极情绪，如愤怒、懊恼和抑郁还会损害健康。你能感到熊熊怒火在侵蚀胃部，在让血压升高，在让肩部和颈部的肌肉变僵硬。甚至你的脸都硬邦邦地紧绷着，这可能也是其他人都尽可能绕开你的原因。此外，你整天都戴着有色眼镜度日，处处挑剔和找碴儿。你看不到任何出路，一切都如预料中的一样痛苦。消极情绪来得又快又强烈，你就像被一柄大铁锤猛然击中。而且你对它毫无抵抗力。

那么，积极情绪又如何呢？与消极情绪相比，积极情绪显得如此苍白无力。它绝对不是消极情绪的反面镜像。积极情绪看起来是那么弱小，以至于人们有时甚至注意不到它。

但是，假如积极情绪至关重要呢？而且，积极情绪到底是什么？

就先从它不是什么开始说吧。积极情绪并不是说人们应该遵循"逆来顺受"或是"乐而忘忧"的格言，那些只是简单肤浅的愿望。积极情绪要更为深入——从欣赏到热爱，从欢快到喜悦，还有很多很多。这个词的范畴格外广，它包括诱发积极情绪的乐观态度以及由此带来的开放的思想、柔和的性情、放松的肢体和平静的面容。它甚至还包括积极情绪对个性、人际关系、社区团体和周遭环境的长期影响。尽管这些内容有的听起来像是贺卡上的祝词，但"积极情绪"这个已经引发了当前科学界极大兴趣的词，指向了重要的人性瞬间。关于积极情绪的最新科学成果也非常令人惊艳。

那些轻微而短暂的愉悦状态，其实要比你想象的强大得多。我们现在知道，它们通过帮助你创造最佳的生活状态来改变身心。

现在我们重新过一遍你的那个早晨，而这一次是带着积极情绪。放心吧，无论多么擅长消极情绪，你都具备调动积极情绪的能力。在阅读时请记住，和消极情绪一样，积极情绪绝不仅限于自我暗示。尽管轻微，但它同样能渗入脑海和视野、心率和身体化学反应、肌肉紧张度和面部表情以及资源和人际关系。

场景二

你在穿透卧室窗帘的晨光中醒来，感觉睡得很好，精力充沛。这时你意识到闹钟没响。你因为没能按计划早起而有些失望，因为这意味着你不能在两个孩子醒来前给自己一些额外的时间。你看看窗外，心想，算了，至少天气看起来不错。失望的情绪渐渐消失了。还有一点点时间给自己，你决定跳过晨练计划，直接开始写日记。你写道：

> 身体肯定知道我睡过头了，所以让我醒过来以便能处理好自己的事情。我得发挥下创意，把今天的锻炼安排进来……我知道了，我可以在上班的时候去公园里劲走。这本新的日记对我来说确实很重要。它给了我内省的空间，使我了解生活中的哪些方面运作良好，使我为自己所拥有的一切心怀感激。它帮助我将注意力集中在重大目标上。我的目标是，在工作中做出贡献，并且更爱我的家庭。

用接下来的 10 分钟来写你为什么工作：

> 昨天我见到一个从去年的社区项目中受益的妇女。看到她容光焕发的面庞，我确定自己的选择是对的。新工作确实让我忙得不可开交，可是在看见自己和团队的成功有这样积极的影响时，我很清楚一切的付出都值了。

就在这时，你不到 4 岁的小女儿醒了，正在叫你。你看了下时间：6 点 42 分。你一直跟她说要安静地在房间里待着，直到 7 点钟再去给她拥抱和亲吻。你在猜她是不是需要什么。你起床走进她的房间，给了她一个长长的拥抱和亲吻。"我想你了，妈妈。"她说。你在她身边躺下，两人依偎着说话直到 7 点。

照例，早晨的时间总是很紧张，但是你发现，如果休息充分并且冷静地对待各种问题的话，一切就好多了。你甚至将"寻找 7 岁儿子乱放的鞋子"搞成了一场家庭游戏："找到鞋的人可以站在中间被全家集体拥抱！"现在你们全家围着房子飞跑，笑声不断，试图找到那双鞋。你在冰箱上发现了它们。冰箱！你们都笑了，它们怎么跑到那上面去了。于是你得到了那个额外的奖励，被一双双充满爱意的臂弯簇拥在中间。你品味着那个温馨的时刻，你知道，等孩子们长大以后，他们会觉得这个家庭仪式太老套了。

把孩子们送到学校以后，你到了公司。第一个遇见的人是乔，在几个月前提交的项目中，他是你的合作者。他正眉开眼笑，你也忍不住笑了起来："嗨，早上好，乔，怎么了？"他说："你收到消息了吗？我们得到那笔钱了！我们今年有着落了！"

你抬起手和他击掌庆祝道："我们是绝佳拍档，不是吗？"根据去年的经验，你们可能还得做一些最后的修订。你邀请乔加入劲走，一同来规划修订过程。

这时你可能在想，把充满积极情绪的早晨与充满消极情绪的早晨进行比较是不公平的。两个场景中的糟糕事并不完全相同。毕竟，场景二里漏掉了糟糕的睡眠、莎伦十万火急的强求，还有上班、上学的迟到。那么，让我们慢下来，想想积极情绪是如何以及为何改变了糟糕的情况的。

在开始之前，我们花点时间留意一下两个早晨，其中某些糟糕的部分是完全一样的：闹钟没响，女儿醒得太早，儿子乱放心爱的鞋子，要应付修订文案的紧张时限。积极情绪没法阻止所有坏事情的发生——只能阻止其中的一些。让我们来看看是哪些。在这个过程中我会指出存在于两个场景间的关键差异。这些差异反映了有关积极情绪的 6 个重要真相。

真相一，积极情绪让我们感觉良好。我猜，阅读第二个场景时，你会明显地感到比阅读第一个场景时舒服。第一个场景阴暗而沉重，而第二个轻松又愉快。这显而易见，却很关键。归根结底，正是良好感觉唤醒了你改变的动机。你期待更多这样的“好日子”。一旦打开积极情绪这个闪闪发光的礼物（将在第 2 章打开它），看到它的内部构造，你就会无比惊奇。此外，并非所有的积极情绪都是一样的。在第 3 章中，我会描述积极情绪存在的形式，从愉悦、感恩、宁静和兴趣，到希望、自豪、逗趣、激励、敬佩和爱。这 10 种不同形式的积极情绪，每一种都能改变你的生活和未来。

真相二，积极情绪改变我们的思维。积极情绪不只是改变思维的内容，将坏想法改成好想法；它还改变思维的广度或边界，拓宽视野。在场景二中，你多次从积极情绪广阔的思维空间里受益。第一，你轻而易举地想到办法，把错过的晨练安排在去公司以后。第二，在日记中，你保持了对重大目标的坚持。第三，你谅解了女儿的早醒，并变得更加宽容。第四，你很快从最不寻常的地方找到了失踪的鞋子。第五，你与同事乔达成共识，并且不会胡思乱想他的微笑是不是另有深意。第六，你想到邀请乔一起劲走，把锻炼和规划巧妙地整合进忙碌的时间表。积极情绪扩展视野的方式可能很微妙，甚至难以察觉，但它对事情的发展至关重要。在第 4 章中，你将会看到思维扩展是如何发生的。

真相三，积极情绪改变我们的未来。尽管良好的感觉永远是转瞬即逝的，但随着时间的推移，积极情绪的确会带给你最好的状态。场景二中蕴含的一个潜在假设是，这一天的积极情绪并非偶然。它伴随着之前几周或几个月的积极情绪而来。随着积极情绪的增加，资源也随之增加，这让你拥有了一个美好的早晨。在场景二里，你从积极情绪构筑多种资源的本领中受益。你反复体验积极情绪，从而积聚了至少一项生理资源（睡得更好）；至少一项精神资源（对当前的情况给予更多关注）；至少两项心理资源（更加乐观和有韧性）；以及几项社会资源（与家人、同事的关系更好）。这里的每一项资源都来自你近期反复体验的积极情绪。在第 5 章中，我将与你分享关于积极情绪如何能将未来变得更好。

真相四，积极情绪抑制消极情绪。消极情绪会让你的血压上升，但是积极情绪能令它平稳。积极情绪的作用就像重置按钮。在场景二中，至少有两次，你从这种作用中受益了。尽管你开始因为闹钟没响和女儿很早就醒了而感到不快，但积极情绪很快就把这些消极情绪清出了系统。这让你能置身于更好的状态中并妥善处理正面临的新情况。结果证明，积极情绪是让人不屈不挠的秘诀。我会在第 6 章中揭示这个秘密背后的科学原理。

真相五，积极情绪受到一个临界点的调控。关于积极情绪最让人吃惊和受用的真相是，它的效果是非线性的。这并不是常规的科学，没有从原因指向结果的单向箭头。它的效果箭头密密匝匝，或弯曲，或循环，或同时从两端指出来。在传统的线性科学中，一切都由比例支配。无论以哪里为起点，如果你改变输入，输出也随即产生对应的变化。在非线性科学中却并非如此。起点的改变会带来巨大的变化。在某个起点上几乎不存在的效果，在另一个起点上，效果却可能不成比例地增大。在小变化产生大差异的这个过程中，最佳效果的点就是临界点。

场景一和场景二总的看来是两个不同的世界。它们不仅仅是程度上的不同，更准确地说，它们分处临界点的两边。如果回头仔细去看场景一，你会发现积极情绪确实也露过面：你赞赏过清晨的阳光、项目的好消息和同事的微笑。但它们几乎没什么用，消极情绪最终获胜了。相反，在场景二中，积极情绪频繁光临，将局面扭转为完全不同的结果。你的早晨不只是好了一点点，它简直好得出人意料。你感到生机勃勃，并且重视自己在家庭和工作中的贡献。伴随着相继到来的每一个美好时刻，你不断地向上、向外前进，而不是向下、向内。临界点的两边有着根本性的不同。这本书提供了一个方法，事实上，是一个精确的比例，来让生活往欣欣向荣的一端倾斜。在第 7 章，我会描述隐藏在这个方法下面的最新发现。

真相六，我们可以提高自己的积极情绪。如果这两个早晨的场景让你产生了共鸣，那是因为偷取生命力的消极情绪隐藏在身体里，滋养生命力的积极情绪也一样。自身的积极情绪宝藏正在等待着你去开发。你可以将比例尺倾斜，释放出生命中欣欣向荣的潜质。这就是我为什么用这本书的第二部分——从第 8 章到第 11 章，来帮助你学会挖掘宝藏的方法。

积极情绪能够使生活产生巨大的变化。这本书破解了其中的奥秘，揭示了如何以及为何积极情绪具备这种力量。有了积极情绪，你可以看见新的可能性，从挫折中复原，与他人建立联系，活出最佳的自己。你甚至能睡得更香！我怎么会知道这些？在某种程度上，这是因为我和每个人都一样，我也在自己的清晨中经历过类似的情况。然而，更重要的是，我的事业就是致力于研究人们情感生活中的积极情绪。

诗人通过寻求新颖的比喻来表达对人类情感的想法，而我是一名研究者，我在寻找新的方法来量化它们。这绝对不是一项干巴巴的、深奥费解的活动，我发现采用科学的方法来解读情绪，能够揭示出隐藏的并且可能是普遍的道理。如果你曾经有过这样的疑问：为什么我会感受到各种情绪？或者如果我去看好的一面，事情会有什么不同？我能回答你的问题。最新的科学揭示了日常情绪体验是如何影响实际生活轨迹的。

我研究的是心理学。通过使用心理学领域最前沿的工具，我对人类的情感生活做了20多年的研究。也许你会很奇怪，尽管心理学可以追溯到19世纪，但在它的大部分历史阶段中，情绪是一个禁忌话题，被认为太捉摸不定，无法成为合适的研究对象。我的导师们是最早对人类情绪进行现代科学探索的研究群体。我则代表着这个领域的第二代研究者。情绪科学领域之前所有的研究工作几乎都围绕着消极情绪，比如抑郁、攻击性、焦虑以及这类消极状态可能诱发的各种疾病。而我选择了另一条路。我通过对积极情绪的研究，打造出了自己的事业。这在情绪科学领域中很罕见。我刚开始走上这条路时，认可这个主张的研究者不超过5个。我在积极情绪方面的专长将我推到了尚未蓬勃发展的积极心理学领域的前列。自那以后，我就被认为是全球积极心理学的主要代言人。

其实每个人都是情绪方面的专家。我们日复一日地体验着它们，悲伤、喜悦、愤怒、感恩等。它们像呼吸一样普遍和自然。而且积极情绪对我们来说尤为熟悉，因为一般来说，大部分人感觉良好的时候会比感觉不好的时候多。尽管积极情绪充溢于我们所说的祝福、阅读的书本以及观看的电影中，但是诸如"爱""喜悦""感恩""宁静""希望"这些词汇绝不仅仅是文学术语。它们也可以是被精确定义和测量的科学术语。我对这些重要的情绪状态进行了测试，并且获得了关于它们如何完善人们生活的启示性证据。

我的科学成果中被引用最多的是积极情绪的"扩展和建构理论"（broaden-and-build）。我在 1998 年首次提出这个理论，并因此在 2000 年被授予坦普尔顿积极心理学奖，该奖是美国心理协会颁给在积极心理学领域做出最佳科研成果的 40 岁以下科学家的。

从 2000 年得奖以后，我常常被邀请到相关领域的国家级和国际级会议做演讲。在一次演讲的介绍中，积极心理学之父马丁·塞利格曼①称我是"积极心理学领域的天才"。尽管我不会把这个称号太当真，但真的很欣慰自己的贡献能够得到世界上最具影响力的心理学家的充分认可。

我着手研究积极情绪的原因很简单，它是一片处女地，而我又很热爱智慧的未知领域。数十年的数据收集逐渐展现出很多从未想象或假设过的真相。我所看到的，正是如何过好人生的方法。

---

① 作为心理学领域当之无愧的巨擘，塞利格曼对积极心理学和幸福之道有着广泛而深入的研究，想了解其更多作品，欢迎阅读由湛庐策划出版的"塞利格曼幸福经典系列"。
——编者注

作为一名科学家，我不能仅凭信仰或者数据里的微弱线索来接受某个事物。我的使命是揭示、检验并分享积极情绪里隐藏的价值。写作这本书是因为我想你愿意去了解最新的科学成果，了解积极情绪能如何改善我们的生活。

积极情绪能够以独特的方式，让你的世界观、心理能量、人际关系和潜力焕然一新。如果你盼望生活能更有活力，那么这本书就是为你而写的。

我们天生对消极情绪没有抵抗力。如果你正陷入其中，就会感到胃里冒火、头脑发热、血气上涌、身体变得僵硬、脸也硬邦邦地紧绷着、身边的人也都躲着你走。积极情绪则相反。

积极情绪让我们感觉良好，能改变我们的思维和未来，抑制消极情绪。最重要的是，我们都可以通过努力来提高自身的积极情绪。

第 2 章
积极情绪是结果还是原因

> 我们并不是因为生活圆满、身体健康才感受到积极情绪的，而是由衷的积极情绪创造了圆满与健康的生活。

首先是一条好消息：无论现在的情况如何，你都拥有重塑生活和身边的世界、使它们更加美好的能力。在你身上，早已存在可以用来雕琢幸福生活的活跃因素了。这是一种充满生机和创意的生活，即使在艰苦的时刻，也仍然异常坚韧。

更好的消息是：这种活跃因素是可以再生的。每当你需要更多的时候，就可以得到更多。你拥有一个可以随取随用的内在源泉。

坏消息则是：你和大多数人一样，目前在这个因素上的水平很低。如果不能建构一个更大的补给源，就无法活出最佳的生活状态。

更糟的消息是：同样，你和大多数人一样，不知道自己拥有什么。你的内在源泉还未被开发。你不断栽跟头，在错误的地方寻找需要的东西，总是在自身之外寻找，从金钱和它所能够购买的一切之中寻找，最终一无所获。

这个活跃因素到底是什么呢？是积极情绪，由衷的积极情绪。

身为人类，我们生来就能体验到微弱短促却愉悦舒畅的积极情绪。 它有着不同的形态和滋味。回想一下，当你感到与他人或与所爱的人心灵相通时；当你感到有趣、有创意或忍俊不禁时；当你感到自己的灵魂被蕴含在生命中的纯粹的美所打动时；或者当你因一个新颖的主意或爱好而感到活力无限、兴致勃勃时，你都会不由自主地产生爱、喜悦、感激、宁静、兴趣和激励这样的积极情绪，它们会打开你的心扉。

然而，无论是迷恋、欢笑还是爱，由衷的积极情绪总是无法持续很长的时间。 良好的感觉来了又去，就像好天气一样。这是人类的本性。积极情绪会逐渐消退。如果它长盛不衰，你会很难适应变化，无法觉察到好消息和坏消息之间的差异，或是邀请与冒犯之间的差异。

如果你想重塑生活，让它变得更美好，秘诀就是不要把积极情绪抓得太紧，也不要抗拒它稍纵即逝的本性，而是将它更多地植入生活，久而久之，你就会提高积极情绪的分量。我发现，在这一秘诀中最重要的是积极率。这是用来描述积极情绪与消极情绪的数量关系的一种方法。如果用正规的语言来描述，**积极率就是：在任意一段时间内，用积极情绪的出现频率除以相同时间段内消极情绪的出现频率。** 用数学公式来描述，这个系数就是 P/N。

我们在后面的章节中会看到关于积极率的一个充满魅力的事实，就是这个比值受到一个临界点的调控。低于一定的比值，人们会被拖入一个由消极情绪驱动的恶性循环。他们会感到无法掌控自己的行为，负担沉重，有时甚至觉得了无生趣。但是在高于一定的比值时，人们就开始放松心情，被引入一个由积极情绪推动的良性循环中。他们的行为变得不再墨守成规，而是更具创造性。他们成长着，感到振奋和充满活力。

衰落失败还是欣欣向荣

恶性循环还是良性循环？在我看来，这完全取决于你的选择。无论我们多么不愿意承认，人类都是在不断运动着，不是在良性的轨迹上，就是在恶性的轨迹上。要么在美德中成长，变得更具创造性和坚韧；要么在恶习中凝固，变得更加呆滞和僵化。无论我们多么想让一切保持原样，或是将生活目标设想成一个可以被框裱和保存起来的完美定格，时间却始终在继续前进。想要如何与时俱进，完全取决于你自己。我所能告诉你的就是，**积极率至关重要，它可以预示生活轨迹将把你带向衰落失败还是欣欣向荣。**

衰落失败还是欣欣向荣？是的。像任何其他有生命的物质一样，你要么衰落失败，苟延残喘地为生存挣扎；要么欣欣向荣，带着希望愈加成熟，面对困苦也异常坚韧。欣欣向荣的人，在不同寻常的高水平上发展前进，内在心理和外在交往都是如此。欣欣向荣不只是快乐或是对生活满意，欣欣向荣的人不仅仅是感觉良好的人。确实，他们很快乐，但这还算不上欣欣向荣的一半益处。除了感觉好，他们还做得很棒——为世界创造价值。欣欣向荣的人高度积极地参与家庭、工作和社会群体活动。他们被明确的目标所驱动，他们知道自己每天为何起床。因此，努力达到欣欣向荣的状态是一个崇高的目标。这不仅仅关乎自己的快乐，更是为了能够充分利用每一天来做有意义的事情。尽管欣欣向荣是一个崇高的目标，但它并不意味着一定要有什么惊天动地的伟绩或壮举。它仅仅要求人们适当地超越个人兴趣，去分享和赞赏他人身上的以及自然界中的美好。**欣欣向荣代表着你可能拥有的最美好的未来，而积极情绪可以帮助你到达那里。**

我是如何知道这一切的呢？我知道这些，是因为我毕生的工作就是以积极情绪为中心的。我不仅在日常生活中验证积极情绪，还在实验室里验证它，在那儿，我每年会对成百上千的人进行实验。每一个实验都让我越来越多地了解到，积极情绪是如何从根本上改变人们看待世界的眼光以及人们想问题和做事情的方式的。我不是那种被禁锢和束缚在实验室里的科学家，我也会走入真实的世界里，观察并研究人们日常生活中的起起落落。当然，我并不是独自在做这些，而是在全世界最出色的研究生和研究助手的帮助下进行着各项研究。我也和其他与我一样投身于探索人类情绪的主流科学家协作。并且，理所当然，我也关注和吸收着世界各地有关积极情绪的最新科学证据。

关于人类的存在，有太多值得探索的问题。我们知道的越多，就越擅长建构出想要的生活。我强烈地感觉到，你会想要了解由衷的积极情绪可以为你做些什么以及它如何发挥作用。我所希望的就是，你也会被激励着尝试用积极情绪来拓宽思路，并为自己和所爱的人打造出最美好的未来。

感觉良好为什么重要

这似乎是一个愚蠢的问题。答案看起来再明显不过了：因为我们喜欢愉快的感觉，所以它们显得重要。更进一步，你可能会说它们标志着一切顺利，我们的生活很好，事业成功，我们是安全的、心满意足的。

此外，如果你对医生或心理治疗师说你感觉良好，他们会以此判定，痛苦、忧伤、抑郁和敌意等目前没有对你的健康和幸福感造成威胁。在很多健康专家看来，"感觉良好"与"没有不良感觉"反映出的内容是差不多的。感觉不良是需要检测的，它预示着心脏病、中风、饮食紊乱、肥胖症、暴力，甚至自杀。感觉良好很重要，因为它意味着你摆脱危机和麻烦的概率。

但是，比起让你脱离消极情绪和健康威胁，积极情绪所能做的要多得多，它不仅仅标志着安全感、满意感、成功或是身体健康。最新的科学证据告诉我们，**积极情绪不只是反映成功和健康，它还能够产生成功和健康**。这意味着，即使在积极情绪消退以后，我们还能找到它的影响踪迹。在当下的快乐之外，你的积极情绪对你独特的生活轨迹还有着后续的影响。积极情绪揭示出衰落失败的你和欣欣向荣的你这两者之间的差异。

目前为止，我被学界引用最多的研究成果，是对一个困扰科学家已久的难题的解答。对于这个难题，我的表达是这样的：积极情绪好在哪里？人们为什么需要体验愉快的情绪？我们对喜悦、感激、宁静和爱的短促体验到底有什么作用？或者，积极情绪在人类进化的历程中是否有什么重大的意义？正如任何有水平的难题一样，正确的答案需要我们对看问题的角度进行一个重大的调整。

消极情绪让我们得以活到今天

这里，有必要了解一点有关情绪的历史。以往的科学家试图通过依赖这样的一个假设来解答关于积极情绪的难解之谜，即所有的情绪，不管是消极的还是积极的，都对人类的祖先意义重大，因为它们为特定的行为产生了驱动力。科学家认为，**情绪触发了"特定行为倾向"**（ specific action tendencies ）。恐惧的感觉与逃跑的冲动相联系，愤怒驱动攻击，厌恶导致排斥，等等。

蕴含在这个概念中的一个核心理念是，正是由于我们的祖先在感受到特定的情绪时，脑海中会有这些特定的行为模式涌现，情绪才会对人类这样的物种意义重大。这些行为一次又一次地以最有效的方式，将人类的祖先从生死关头拯救出来。换言之，当发现了觅食中的老虎或狮子时，那些逃跑的人才能够生存下来，避免被吃掉。生存是关键，因为如果一个早期的人类没能存活下来并生养孩子，他就无法成为我们祖先中的一员。

另一个核心理念是，**特定行为倾向"体现"情绪**。正如这些冲动对我们意识思维的压制，它们同时也触发了我们身体的迅速变化来支持那些行为。现在，让我们稍停片刻，想象一个明确而迫切的危险。例如，一辆迎面而来的汽车失去了控制，正快速冲向你。或者，当你正在银行的长龙中排队时，一群持枪的蒙面人闯入，并封锁了大门。在任何情况下，看到危险临近时，你不仅感受到强烈的想要逃生的冲动，并且在毫秒之间，你的心血管系统就会调整部署，将含氧的血液迅速输入肌肉，让你做好随时逃跑的准备。你的肾上腺也释放了更多的皮质醇，通过提高血液中的葡萄糖含量而调动更多的能量。伴随着恐惧感而来的逃跑冲动，并不仅仅在脑袋里盘旋萦绕。它还注入了你的整个身体，你的全部生命。

"特定行为倾向"的概念做出了两项重要的科学贡献。首先，关于这些冲动帮助我们的祖先在遭遇生命威胁时迅速、果断地行动这个问题上，它解释了自然选择的力量是如何塑造情绪并将其保存为人类的本性的。其次，它解释了为什么情绪可以通过主导一系列的生理变化，影响一个人的思想和身体。

在情绪科学中，"特定行为倾向"这个概念带来的价值巨大。难怪科学家们如此执迷于它。但是，当科学家们试图为积极情绪确定特定行为倾向时，麻烦就来了。一个科学家将喜悦与做任何事情的倾向相联系，其他人就会将宁静与什么也不做相联系。然而，这些行为倾向远不如对抗、逃跑或是蔑视那样具有特异性。更重要的是，与伴随消极情绪而来的生理变化相比，随着积极情绪而来的生理变化恍若无物。对于消极情绪的价值解释得如此之好的理论，对积极情绪却根本无法套用。鉴于这些情况，"积极情绪好在哪里"这个问题激起了科学家极大的好奇心。

积极情绪让我们活得更好

　　为了攻克这个智力难题，并进一步了解其他关于积极情绪的有趣特征，我在20世纪90年代末提出了积极情绪的扩展和建构理论，来破解积极情绪之谜。发展这个新理论的时候，我撼动了这个领域内那些根深蒂固的假设，超越了导师教给我的东西。虽然我认同"特定行为倾向"的概念是有用的，但我的感觉是，它只对消极情绪有价值。为了充分认识积极情绪的价值，我要找到新的出路。我提出，与消极情绪限制人们的思想和创造性不同，积极情绪会扩展人们关于可采取的行动的想法，打开我们对于常规之外更广泛的思想和行为的意识。例如喜悦，它会激发出我们探索和发挥创造性的冲动；而宁静则会激发出我们品味当前情境、把自己融入周围世界的冲动。

　　积极情绪使我们更开放。关于积极情绪的第一个核心真相是，它们敞开我们的心灵和头脑，使我们更善于接受和更富有创造性。

　　我所挑战的另一个假设是这样一个隐含的观点，即如果情绪对我们人类的祖先有价值，是因为在某些特定的时刻，那些情绪通过改变他们的行为，从而改变了其生存或生育概率。这一点很容易想象，如在恐惧中逃离是如何拯救某个人的生命的，但我们却很难想象在喜悦中探索是如何做到这一点的。为了理解这个问题，我必须在着眼于这些特定的时刻之外，辨别出一些普遍的好处。

　　我最终得出的结论是，积极情绪和消极情绪在不同的时间尺度上发挥作用。虽然在我们的祖先遭遇生存威胁时，消极情绪引起的狭隘的心理定向具有某种程度的价值；但是积极情绪所激发和扩展的心理定向（即状态和注意力的指向），是以不同的方式、在更长的时间尺度上，对人类产生重要影响的。扩展的心理定向意义重大，因为随着时间的推移，这种宽广的思维意识有助于我们人类祖先建构资源，促进他们在财产、能力和有益特质上不断发展。这些新资源也使我们的祖先更擅长处理一些不可避免的生存威胁。

要感受积极情绪是如何建构生活资源的，你可以设想一下那些使你感到喜悦、好玩，或是使你的生活充满激情的事情。或许，是看到孩子迈出第一步时的兴高采烈；或许，是与爱犬在追捕游戏中玩耍；或许，是与一位阔别多年的朋友共进美餐并分享欢乐；或许，是家庭聚会时在公园里玩橄榄球；也或许，是在你最喜爱的乐曲伴奏中和一群朋友跳舞。无论你想起了什么，想想你当时的感觉如何、想做什么。借此机会在脑海中重温这些体验，就能重新点燃你的喜悦。我们所了解的一些有关喜悦的经验是，它们携带而来的娱乐冲动正为我们的未来建构资源，在遭遇麻烦时，这些资源可以让我们在生死之间做出正确的选择。

看起来牵强？让我来跟你说说赤猴吧。与人类和许多其他的哺乳动物一样，这些猴子在年幼的时候也玩追逐游戏。然而，它们的追逐游戏有个技巧。它们迎头冲向一株柔韧的小树或灌木，然后把自己朝着一个让人意想不到的方向弹出去。如果你闭上眼睛来想象这个惊险的动作，就会发现这样就绝不可能被"抓住"。其实，这个物种的成年个体几乎从不如此冒险，除非是在它们需要逃脱捕食者的时候。在游戏中，赤猴发展了一项在将来的某天可能挽救它们生命的特殊技能。

同样，有句老话说"能一起玩游戏的家庭，其成员往往能相伴更久"。这句话蕴含的智慧是，社会性游戏能够在人与人之间建立持久且重要的联系。这个智慧对于人类之外的生物也同样适用。一个有趣的例子来自地松鼠。像其他一些哺乳动物一样，当一只地松鼠远远地看见一个捕食者时，它会发出一个警报信号，提醒其他地松鼠逃跑撤离。这是一个危险的举动，呼喊的地松鼠很可能吸引捕食者的注意。科学家们过去认为，动物只有为了和自己有着共同基因的亲属，才会冒这样的生命危险。但是新的证据表明，地松鼠也会为没有基因联系的旧时玩伴发出警报信号。这些地松鼠在玩耍中发展了社会资源——这些好朋友甚至会冒着生命危险来救它们。

积极情绪让我们变得更好，这是关于积极情绪的第二个核心真相。通过开放我们的心灵和思想，积极情绪帮助我们发现和建构新的技能、新的关系、新的知识和新的生存方式。

设想你正对一个新朋友、新地方或新东西产生极大兴趣，这时你会感受到强烈的吸引力。你的心理定向是开放而好奇的，它引导着你去探索。科学家已经证明，由于积极和开放的心理定向会引发我们进行探索和学习，它们实际上也制造出了我们关于世界的更精确的心理地图。这意味着，相对于你感到消沉和被排斥甚至是中性情绪时，在感觉乐观向上和兴致勃勃时，你会了解到更多的信息，并按照好奇心行事。这是因为消极情绪或中性情绪会让你畏缩不前，限制你对世界的体验。因此，它们也会限制你关于世界的知识。积极情绪正好相反。它引导你去探索，以意想不到的方式让你与世界融为一体。你每做一件事，就会学到一些东西。这些知识上的收获可能在今天还没有显露出来，但它们在将来会有用。而且在某些情况下，它们可能就是你的救星。

良好感觉的迸发，促使远古的人类在他们感到安全和满足的时候进行扩展和建构。顺应于这种牵引力的人，对于未来的性命威胁，做好了更充分的幸存准备。而没能顺应的那些人，则进展得不够好。几千年来，自然选择塑造了我们的祖先体验积极情绪的能力，创造了现代人类体验积极情绪的形式和功能。

什么已改变，什么还那样

不能认为适合祖先的就是适合我们的。想想我们对高脂肪食物的垂涎。对于祖先来说，在他们的生存环境中很少能找到高脂肪食物。早期的狩猎者并非每天或是每星期都能有所收获。很容易理解，那些垂涎脂肪丰富的肉类食物并在得到这类食物时大吃特吃的人，可以继续存活。他们的身体可以将脂肪作为重要的能源储备贮存起来，帮助他们度过食物贫乏的时期。

而今天，高脂肪食品离我们的距离不过是到最近的超市的距离。只要我们愿意，就可以随时吃到这些食物，因此我们对食物的贪念与生活之间的关系，不像祖先那样紧密。我们从祖先那里继承了对高脂肪食物的嗜好，但是在这样一个充满味蕾所渴求的各种选择，并用这些选择将我们包围的现代世界中，这种嗜好并不是特别有益。

你不是早期人类。你的周围有餐厅和 24 小时营业的超市。如果午餐时段在繁忙的城市街道上走 15 分钟，你能看到的人，可能比祖先一辈子看到的人还多。

但也许并非一切都已截然不同。和祖先一样，刚出生时，你完全依赖其他人来提供食物和住所，需要学习和成长才能成年。同时，像祖先一样，你也需要通过交朋友来建立你的社交圈，需要在成年后做一些有意义的事以便得到他人的充分认可，需要了解你在这个世界上的位置以便做出正确的决定。我们有充分的理由相信，由衷的积极情绪，例如对你的抚养者满怀感激，对你正在进行的学习活动兴头十足，对与他人一起游玩感到快乐，对你的成就感到自豪，或是对万事顺利感到欣慰，这些对于你的宝贵程度，和对于祖先来说是一样的。

活得更长，活得更强

积极情绪改变着人们，帮助他们成为最好的自己。**处于最佳状态时，人的寿命更长。**这是扩展和建构理论中一个迷人的事实。

亚当的生命奇迹

亚当来自旧金山。他在 20 世纪 80 年代后期感染了艾滋病病毒，他的伴侣格伦也是。虽然格伦的病毒很早就发展成了艾滋病，亚当却度过了许多毫无症状的岁月。亚当较好的健康状况带来的一个好处是，他能够在格伦的身体衰弱时，担负起照顾格伦的责任。1990 年 4 月的一个周末，亚当在阅读报纸时发现了一个关于寻找艾滋病毒呈阳性、同时照料着被确诊患有艾滋病伴侣的男性的小广告。看见科学家们居然想要研究像他这样的人，他感到既惊讶又高兴，所以他拨通了那个属于加州大学旧金山分校的电话号码，进一步了解情况。

这项研究包括体检和大量的访谈。一位访谈者在好几年的时间里，每隔两周就到亚当和格伦的家里来一次。初期的访谈相当令人沮丧。他们侧重于询问、了解照料过程中的各种压力，这些压力是什么以及它们给亚当带来了什么样的感受。当然，那些压力是这个过程中的必不可少的一部分，但亚当很奇怪为什么研究者所关心的全部问题只是这些。在第二次访谈以后，亚当问，为什么研究小组从来不问他生活中那些好的方面，那些他所做的令他和格伦的日子更快乐的事情。到下一次的访谈时，亚当高兴地发现，研究小组听取了他的意见。显然，他不是唯一一个对访谈如此消极而产生抱怨的人，其他参与研究的受访者也希望把重点放在积极的方面，因此研究小组重新调整了他们的访谈。

1 年后，格伦的病情迅速恶化，很快就过世了。即使在格伦死后，亚当仍继续接受访谈。第二年，亚当的艾滋病毒发展成了艾滋病。医生告诉亚当，他可能只有 6 个月的生命了，最多也不会超过 1 年。亚当拒绝生活在这个死亡判决的阴影中。相反，他采取了自己在格伦健康恶化时的做法，相信每一天都是一个恩赐，每一天都有一些值得庆祝的事情：街角商店里飘出的花香，一位老朋友的善良举动，在疾病中仍然能保持独立生活。亚当会关注每天当中积极的方面，存活的日子一天天地累积了起来。3 年过去了，亚当仍然独立地生活着。5 年后，他和亲友们都将这持续的健康归功于他积极的生活态度。虽然艾滋病最终夺走了亚当的生命，但这是在医生做出他只有不到 1 年可活的预测的 9 年以后。

亚当的故事并不是个例。积极情绪确实预示着更长的寿命，在我首次提出扩展和建构理论几年后，一些科学研究也证明了这一点。所有研究的结果都是一致的：**比别人体验到更多积极情绪的人活得更长，有时甚至长达 10 年之久。**正如我们的祖先因生存而需要积极情绪一样，我们今天也出于同样的原因需要它。

我们的积极情绪被谁偷走了

在很多国家，享受和休闲被视为罪过，人们认为只有通过艰苦的工作，才能证明自己的真正价值。拥有这种世界观的个体回避所有可能产生愉悦感的活动，比如运动或跳舞，而倾向于漫长的工作和勤俭的生活。这样的社会文化颂扬强度、竞争和坚持不懈。人们相信"一分耕耘，一分收获"，那些未能享有成功事业和可观财富的人，必定是腐朽的、懒惰的、低人一等的。

尽管将研究积极情绪作为终身职业，我仍然不能免俗。小学时，我没多久就学会了通过专心学习来取悦老师。为了拿到好成绩，我在大学里花了大量的时间泡在图书馆里。读研究生的时候，我甚至整天泡在实验室里输入和分析数据。成为博士后以后，我的一位同样在研究情绪的科学家密友打量着我说："你研究积极情绪是因为你缺乏它们。"尽管被这么诊断了，但我还是继续透支着时间来写研究论文。虽然对于成就的这般沉溺，有时确实会有回报，但它是要付出代价的。我们总是埋头苦干，所以根本看不到世间的美好，看不见打开心灵和帮助成长的奇迹就深藏于我们内心。

所有人都渴望得到幸福，但许多人都被误导着在错误的地方寻找幸福。我们在更高的工资、更多的财富或更大的成就中追寻，我们盯住未来，坚信"总有一天"梦想将成为现实，并让我们幸福。我们对自身积极情绪来源的判断错得如此离谱，因此更加重视以额外的工作时间来取悦老板，而忽略了与孩子增进情感联系。我们用酒而不是用沉思冥想来放松；我们追随节食减肥法，而不是按时按量地吃精心准备、营养搭配的美味食物；我们把闲暇时间用来看电视或者上网，而不是读一本书或听音乐。我的研究表明，这些追求存在误导性，**追求幸福的方式应该是：无论身在何处，每天都去追求积极情绪**。每时每刻，把日常生活中的积极情绪累积起来，由此建构起我们所追求的生活。

我需要做出的转变可能也是你需要做的，就是把积极情绪看成对自己和身边的世界做出的一笔明智而健康的投资。积极情绪是帮助我们达到更好的目的地的手段，而不仅仅是目的地本身。

老一套的说法是，任何让人感觉良好的事物都只会让人分心，它们琐碎、微不足道，因此也是不必要的。而具备科学支持的新说法则是，这些通过自然和普通的手段培养出来的良好感觉，即积极情绪，是一种通向欣欣向荣的活跃因素。老一套的说法使人们在花时间做让自己感觉良好的事情时感到内疚，而新的说法可以给人以勇气，来培育、保护和珍惜那些与周围世界进行精神触摸和敞开心灵的时刻。

这种转变对我来说可谓天翻地覆。作为一个年轻的讲师，我全然地透支精力去工作，以至于我的男朋友（现在是我的丈夫）必须努力地说服我，我们应该放放假了。虽然我最终让步了，但我坚持要将我们休假的事保密，不让同事或学生知道。我还要带上成堆的论文去批阅，还有笔记本电脑，这样就可以在休假时继续查收电子邮件了。在我转变之前，我们的休假中有欢乐和笑声，但我也经常感到沮丧、内疚、羞愧和亏欠。从自己的研究中吸取教训后，在休假的这些日子里，我把论文和电子邮件都抛到脑后，全身心地与家人一起好好玩。我还鼓励学生和同事们也这样做，这与我的导师所倡导的恰恰相反。更重要的是，我每天都寻求迷你假期——一段公园里的漫步、一顿与朋友的午餐、一节舞蹈课或是一本消遣的书。我试图在自己根深蒂固的工作需求与不断增长的娱乐需求之间取得平衡。我发现，**从对强烈的成就渴望中休假，不但为我补充了能量，还增加了我生命的深度**。在对成就充满渴望的工作环境中，我的新方法有时会显得格格不入，并需要一些决心来实现。即便如此，我发现比起改变前的生活状态，现在的生活是如此甜蜜和丰富。

尽管对成就的膜拜和它不为人知的害处——对积极情绪的轻视，在现代的城市生活中已成为人们的主流生活方式，但其他的文化规范也同样存在。要知道，一些群体比我们更擅长培养和维持积极情绪，我们可以通过研究他们是如何做的来学到一些东西。比如，那些遵循佛教禅修的人，在日常生活中能体验到更多的积极情绪。在后面的章节中，我会告诉你禅修是如何发挥作用的以及如何能让它服务于你。另一个特别擅长体验积极情绪的群体可能会出乎你的意料：老年人。科学家已经证明，比起那些年岁更小、皱纹更少的人，70 岁以上的人会更多地留意和品味积极情绪。这可能就是老人的智慧：尽管病痛、苦楚和记忆衰退是不可避免的，但关注积极情绪可以使晚年充实满足。阅读这本书的一个作用，可能是打开了衰老过程中积极的一面！

积极情绪要多少才够

到目前为止，对于积极情绪如何打开思维并将生活变得更好，我只勾勒出了一幅蓝图。在接下来的几章里，我会向你呈现那些说服我的科学证据。它们让我相信，我有充分的理由重视关于积极情绪的消息，并在自己的生活中检验它。

如果你决定这样做，你需要的将不仅仅是一幅蓝图，而是一个好的配方。它能够扩展思维，为你建构一个更美好的未来。我敢肯定你已经猜到我会建议你提高积极情绪。

但是，怎么做呢？多少积极情绪才够？如何才能看出你是否或者什么时候才拥有适度的积极情绪呢？关于这一点，这里有一个配方。当忠实地遵循这个配方后，你的一天可能会如下面这个案例一般开始。

阿 Q 的精神胜利法

你在一个阳光明媚的早晨醒来。首先，你抽出几分钟时间用于深呼吸和放松。完全清醒后，你轻推配偶并向他靠拢，与他拥抱。配偶显然被你从沉睡中唤醒，他翻过身、粗暴地推开你，并吼道："你疯了吧？这才几点！让我睡觉！"你对于配偶的孩子气的反应微微一笑，从床上跃起，蹦蹦跳跳地去淋浴。不知道什么原因，水冰冷冰冷的。虽然你本来期待着一个漫长而温暖的淋浴，但你对自己说："我真幸运，能够使用自来水！我比世界上其他一些地方的人好多了。"在冰水淋浴中你微笑和歌唱着。沐浴完，你决定去看看孩子们。你看见清晨的阳光温暖地洒在熟睡的孩子的脸上，你微笑着蹑手蹑脚地走出了房间，不想打破宁静。接着，你走到厨房去做早餐。你刚刚捧着一碗麦片坐下来，就发现老猫斯派克昨天晚上在你最喜爱的古董台布上呕吐了。你在那一堆呕吐物的旁边坐下来吃早餐。你对自己说："可怜的老斯派克，我希望你现在感觉好一点了。至于这台布，脏了就脏了吧，反正它原本就不会永远地用下去……"

——————————————————————————— POSITIVITY ———————

　　我不必继续了，是吗？我知道你现在已经开始讨厌这个配方了。你讨厌它的原因和我们普遍讨厌波丽安娜（Pollyanna）这个名字一样。你知道波丽安娜①就是一个脸上堆满微笑、总是莫名喜悦的人。你想摇醒并告诉她："现实点，别做梦了！"

　　这恰恰是这种配方的问题：它无法与现实建立联系。要体验百分之百的积极情绪，是违背和否认人性的。这意味着你把自己的脑袋埋在沙子里，而这最终会让其他人都远离你。

　　我建议你尝试的处方要更合理：将至少是 3 ：1 的积极情绪与消极

———————————————————

① 《波丽安娜》是美国的系列畅销儿童小说 。主人公波丽安娜是一个永远开心快乐的女孩。但后来，Pollyanna "沦为"速记法中的一个符号，表示"盲目乐观者"。

——编者注

情绪的比值（即积极率）作为目标[1]。也就是说，你每承受 1 次撕心裂肺的消极情绪，就需要体验至少 3 次能够让你振奋的积极情绪。这就是我发现的作为临界点的那个比值，它能够预测人们是衰落失败还是欣欣向荣。

现在，我把这个情绪配方给你。你不需要每时每刻，甚至每天都达到这个比值。事实上，你只要尽力在几天甚至几星期的一段时间里达到或超过这一比值就可以了。

在第 7 章里，我将描述让我得到这一配方的迷人研究。我还会讨论支持它的科学原理。当然，如同其他任何的配方或膳食指南一样，这个 3∶1 的积极率是可修正的。今后的研究无疑将教给我们更多。科学永远不会完结。

另外，我们都可以因为得知这个处方不是 3∶0 而集体松一口气。消极情绪同样重要，没有人能够在没有它的情况下欣欣向荣。即使是最快乐的人，也会在失去他们所珍惜的某个人或某件东西时哭泣；他们也会因不公而愤怒、因感到危险而恐惧；在看见令人作呕的事物或目睹人类暴行的时候，他们也会反胃。**3∶1 积极率的好处在于，它大到足以涵盖人类情绪的全部范围，不需要回避或压制某些情绪。**

---

[1]　最佳积极率是 3∶1 的观点首次见于芭芭拉和智利心理学家马歇尔·洛萨达（Marcial Losada）发表的一篇文章，后来有人质疑该观点的科学性，芭芭拉随后发文撤销了对这一观点的引用，但并不影响她对积极情绪"在一定范围内越多越好"这一观点的坚信。本书保留对最佳积极率为 3∶1 的相关表述，既原貌展现处于争论中的这一观点，也不影响我们对"合适的积极率能带来巨大神益"的讨论，供读者参考。
　　　　　　　　　　　　　　　　　　　　　　　　　　　——编者注

骗人的黄色笑脸

3：1的积极情绪处方看起来应该是很容易遵循的，只要偶尔插入几句乐观向上的话或时不时地微笑，你就会拥有想要的生活。但是，没有这么快！如果你认为改变积极率那么简单，你就错了。**简单地说出更多的积极话语或挤出微笑，实际上可能弊大于利。**

在构造上，人类是精密的伪装探测器。如果你积极的话语或上翘的唇角毫无真诚和由衷的积极感受可言，你和周围的人都会感觉到。请注意，在这整本书中，我一再提到"由衷的积极情绪"，这是因为科学表明，诚意是很重要的。

珍和维克多的故事

珍是加利福尼亚州一位38岁的妇女，也是3个孩子的母亲，她最小的孩子有自闭症。她最近志愿参加了一项研究，这项研究是关于母亲如何应对照顾患有慢性病的孩子时的压力，以及这种压力如何影响她们的健康。她对这个研究小组说，虽然她发现养育最小的孩子非常辛苦，但她也在新角色中发现了好的方面。在设法克服所遇到的困难时，她发现了自己也不曾知道的长处。换言之，珍的"益处发现力"（benefit finding）比大多数人都高——她能从奋斗中发现美好的东西。你可能怀疑这将使珍显得与众不同，让她成为所有受测母亲中最健康的个体。然而事实并非如此。尽管珍能够很快地表达出积极情绪，但她并没有真正地感受到它。当她在一段平常的日子里被问起，她当时有多么高兴、兴奋或满足时，她最常见的回答是"一点儿也不"。原来，珍的由衷的积极情绪比大多数人都低。研究小组发现，只有那些不但从压力经历中发现了益处，而且在日常经历中感受到了积极情绪的妈妈们，才在"压力"激素皮质醇上显示出健康的波动。但是珍的积极情绪却并不是由衷的，所以她自己的皮质醇水平整天都很高，这事实上是不健康的。

　　这里还有另一个例子。维克多是来自北卡罗来纳州的一名59岁的销售经理，一年前他检查出患有心脏病。医生让他参加杜克大学医学中心的一项关于行为与冠心病的研究。在研究的一个阶段，一位访谈者会问他一些问题，同时研究者使用成像技术来观察他心脏的活动。在访谈中，维克多发现一个问题尤其愚蠢。访谈者问："当你生气或不满时，你周围的人知道吗？""他们当然知道！"维克多大声说道，"他们就是该被指责的那些人，不是吗？"访谈者继续问问题。他试图对访谈者礼貌，时不时地用微笑来掩饰他不断增长的沮丧，但他发现那些问题几乎都愚蠢至极。

　　事实证明，在维克多的访谈中，当他被问及关于他的愤怒时，成像技术显示他经历了一次短暂的无症状性缺血。尽管维克多并未感觉到疼痛或不适，然而成像技术显示他心脏的左心室休克了一下，这表明通向他心肌的血液供给受到了限制，这非常危险。这是维克多患心脏病的一个严重信号，它可以轻易地引发一次心脏病发作，甚至结束他的生命。

　　在接下来的几个月里，研究小组对维克多以及其他参与研究的男性冠心病患者的访谈录像进行了详细的编码。他们甄别了访谈过程中与心脏成像程序同时发生的被访谈者的每一个面部表情。需要编码的内容非常多。这些人每2~3秒钟就会表现出一种情绪。在所有的这些面部表情中，只有两种表情与心肌缺血相关。

　　科学家进行这项研究，是因为他们预测愤怒的面部表情会预示心肌缺血。它们确实预示了。但他们没料到的是，微笑也可以。但并不是任何微笑——只有那些被科学家称为"非快乐性的微笑"才预示了心肌缺血。所有的微笑都牵动颧大肌，这是在我们脸部两侧提起我们唇角的肌肉。而非快乐性的微笑仅限于此。它们不涉及眼轮匝肌，这是围绕在每只眼睛周围的肌肉，当它们收缩时，会提起脸颊并造成鱼尾纹。原来，在笑时，眼睛周围是否出现鱼尾纹，反映了人们是否真的感受到了他们所表达的积极情绪。这意味着，**非快乐性的微笑本质上是虚假的积极情绪**。

　　科学家在这项研究中发现，虚假的积极情绪给这些人带来的冠心病威胁和愤怒一样。之前的大量的研究表明，愤怒可以致命。而这一新发现表明，**虚假的积极情绪也会致命**。

　　珍和维克多的故事以及它们所代表的科学发现，给我们提出了一个重要的警告。尽管通过语言或微笑来表达积极情绪可能很容易，但如果我们并没有真正感受到自己所表达的积极情绪，这些语言或微笑实际上可能会造成损害。总之，你欺骗的时候，身体会知道，并且会为此惩罚你。

当你开始尝试提升积极率的时候,追踪其真实性将是关键。你需要努力争取的是更多由衷的积极时刻,而不是用消极或者中性情绪来冒充。在这本书的第二部分,我会给出一系列的方法,让你找到自己的个性化道路,来达到或超过那个既定的积极率——全都是真实可行的。现在,我只是想让你认识到,真心的微笑并不像流行的黄色笑脸符号所暗示的那样简单。也许这就是为什么那个聊天工具中的笑脸符号被致力于积极心理学研究的科学家们所讨厌。虽然看起来很有趣,但它把唤起真正的、由衷的积极情绪所需要付出的努力和诚意变得无足轻重了。

从这里引申出的观点

现在你知道关于积极情绪的好消息和坏消息了。

坏消息是,我们大多数人在日常生活中没有足够的积极情绪,所以我们很难从它提供的馈赠中受益。如果不能获取更多的积极情绪,我们就无法为欣欣向荣的成功人生铺平道路。

可悲的是,大多数人甚至不承认我们其实有机会获得更多自己所需要的东西。我们不承认自己有一个内在的源泉,可以随时用它来产出真正的、由衷的积极情绪。

但是让我们把重点放在好消息上。大家都已经熟悉积极情绪了。我们感受着它,在内心的温情里,在爱好的魅力里,在遐想的灵感里,在微笑的舒畅里,还在爱抚的温暖里。而且现在你知道积极情绪除了简单地让你感觉良好以外,还可以做更多的事情。它可以扩展思维、敞开心灵，通过建构资源和优势，将你的生活变得更好。

最重要的是，积极情绪是可再生的。正如在下一章中将要开始、并且会在第二部分全面展开的，每个人都可以选择将它更多地植入生活中。随着这些种子的成长，我们会渐渐开朗，会变得充满可能性，格外坚强和快乐。我们能够做出更多的贡献。带着更多的积极情绪，我们既能创造想要的生活，也能给孩子们创造一个美好的世界。

我们经常会感觉到喜悦、感激、爱等由衷的积极情绪，但是这种良好的感觉总是稍纵即逝。这是人类的本性。

想重塑你的生活吗？想让它变得更美好吗？秘诀就是不要把积极情绪抓得太紧，而是将它更多地植入生活——久而久之来提高积极情绪的分量。

第 3 章
积极情绪的 10 种形式

让人生机勃勃的积极情绪包括喜悦、感激、宁静、兴趣、希望、自豪、逗趣、激励、敬佩和爱。

对于大多数人来说，发自内心的喜悦并不常见，也许比悲伤要常见一点，但是若要把自己扭转向欣欣向荣，仍然不够。在读了关于积极情绪的内容提要后，是时候更深入地来了解一下喜悦以及其余的积极情绪调色板：感激、宁静、兴趣、希望、自豪、逗趣、激励和敬佩。此外，我们还将深入了解爱。

积极情绪有各种不同的类型。你将会看到，它所包含的内容远不止是生理快感或是模糊的幸福感。在这一章里，我的目标是为你介绍这些不同状态的微妙之处，并邀请你一同探讨，这些愉快的感觉是何时以及如何出现的。

你可能已经注意到，"快乐"这个词没有被我排在积极情绪的前 10 名中。回避这个词，是因为我觉得它很模糊，而且被过度使用了。尽管我们有时用"快乐"这个词来指代由衷的积极情绪（例如"你的微笑让我感到快乐"），但同样的感觉往往可以用其他更具体的词汇来描述，比如喜悦、感激，或是爱。我们用"快乐"来描述某个人的个性（例如"他是个快乐的家伙"），反映一个人通常的表现是怎样的；或者，我们用"快乐"来描述一个最终的生活目标（如"我只想快乐"）；还有一些时候，我们用"快乐"来表达简单的接受（如"能帮你忙我很快乐"）。我的意思是，"快乐"这个词的含义相当宽泛，它因为词义过于模糊而不适合使用。

那么身体上的快感又如何呢，比如吃美味的食品，在柔软、温暖的绒被中享受睡眠，或是性刺激？这些是积极情绪吗？我不这么认为。我认为它们是"表亲"。这两种类型的感受都包含享乐，并且不可否认地把我们引向享乐。这些都是我们想要拥有的感觉。

关于身体快感的一个迷人事实是，如果你是一个健康的、没有饱受上瘾之苦的人，那它们会引导你去做身体在那一刻确实需要的事情。举例来说，冷水浴只有在你热不可耐的时候才是令人愉悦的，如果你已经冷得不行，冷水浴会让你非常不愉快。吃也是如此。想想当你饥饿的时候，食物品尝起来是多么可口。然而当你吃饱以后，同样的食物你会觉得味道开始变差了。

身体上的快感和积极情绪以不同的方式、在不同的时间尺度上影响着你的头脑。**从某些方面来说，身体上的快感更接近于消极情绪而不是积极情绪。**它会让你的目光局限在你渴望的事物上，并仅仅能帮助你满足目前的一个生存需要。当然，身体上的快感与消极情绪不同，因为它把你向某些情境牵引，而不是远离它。但它狭隘的心理定向和即时的报偿，把它同真正的积极情绪区别开来，后者扩展你的思维并且会在将来给以回报。

　　身体上的快感与积极情绪之间的区别有时很难被看到，特别是因为作为"表亲"，你常常会发现它们同时出现。你可能会为你准备的美餐感到自豪，在一次温暖、舒缓的沐浴中找到宁静，或是当你与伴侣享受性爱时感受到对彼此不可抑制的爱。在这些情况下，以长远的眼光来看，积极情绪要比身体快感重要得多。

积极情绪的 10 种形式

　　我提到了 10 种形式的积极情绪：喜悦、感激、宁静、兴趣、希望、自豪、逗趣、激励、敬佩和爱。现在我想请你亲自去了解它们，亲自去发现你和这些感觉所拥有的共同点。当然，你在一定程度上已经很熟悉它们了，并且用来描述它们的词语已经在我们的语言体系中定格了。但我怀疑，你可能并不知道它们的全部美妙之处；你可能并没有像科学家们研究它们那样，考虑每种情绪的各个方面；而且你可能没有在它们进入你心灵的时候，欣赏生活中的彼时彼刻。

　　我侧重于研究这 10 种积极情绪的原因有两个。首先，它们是越来越多的研究者的研究对象，包括我自己。其次，多年来，我考察了从大学生到中老年职业男女等数百人的日常情绪体验。

　　从这里我了解到，积极情绪的这 10 种形式在人们的日常生活中着色最多。当然也存在其他的形式，但我的研究表明，这 10 种是最常见的。除了一个最重要的例外，我以它们出现的相对频率为顺序来对它们进行描述，首先是人们最经常感受到的那些，然后转向那些人们较少感受到的。那个例外是爱，它似乎是积极情绪中最常体验到的一种形式，我将在最后描述它，并且你很快就会明白为什么。

在告诉你每一种情绪的时候，我会先描述引发那种情绪的条件和思维模式。这些是你能够使用的特定杠杆，以便能随时打开积极情绪，并且控制感受它的时间。我还会描述每一种特定情绪所带来的感觉以及让你想要去做和去思考的是什么。

情绪的美妙之处在于，它们是高度个人化的，更多地取决于一个人的内在理解，而不是外部环境。让一个人肃然起敬的事情，对另一个人来说可能完全没有感觉。同样，让一个人觉得好玩的事情，可能会冒犯另一个人。这意味着每个人通向欣欣向荣的道路都是独一无二的。你需要在自己的生活中提高积极情绪，然后，开始自我学习。

在第 11 章中，我设计了一个自我学习的计划，你可以通过遵循它来提高积极情绪。与此同时，在你阅读本章 10 种不同类型的积极情绪时，问问自己：“我最后一次体验到这种感受是什么时候？在哪里？我当时在做什么？还有什么能带给我这种感受？我还能想到更多的触发因素吗？我现在能做些什么来培养这种感受？”

与自己的积极情绪步调一致，意味着你要超越诸如“快乐”和“良好”这样千篇一律的词语，更准确地命名自己的情绪状态。即使如此，我劝你在使用这 10 个积极情绪的标签时也不用过于严肃谨慎，少量地运用它们，把更多的精力放在能够启动那些感觉的杠杆上，而不是关注标签本身。偶尔使用标签，只为了看它是否适合。

报纸专栏作家安·兰德斯（Ann Landers）曾说："玫瑰色的玻璃，从来都做不了近视眼镜的镜片。没有人愿意在梦幻中阅读小字号印刷品。"她凭直觉抓住了科学已经证实的问题——**过度分析会破坏积极情绪**。这是关于积极情绪的一个伟大的悖论。这些短暂的状态是非常脆弱的，然而不知在什么时候，当它们累积到一定的水平，就会改变我们的生活。

喜悦。想象一下这种情况：你的周围是安全而熟悉的，一切都按照预定的方式发展，甚至比你期待的更好，目前的形势不要求你付出多大的努力。这些是引发喜悦的条件。

以生孩子为例，如果你运气好，正如我生第二个儿子时在一个充满呵护的环境中生产，被最支持你的人包围着，对我来说，这些人是我的丈夫和护理助产士。那么，抱起新生儿的那一刻，也许是生命中充满最多喜悦的时刻了。遗憾的是，并非所有的生育故事，都如同教科书上的范例一样展开。我第一个儿子出生时，我在与他面对面地接触时感受到的喜悦，被痛苦的并发症和笨拙的护理助产士破坏了。事实上，许多生育过程都太刻板、太匆忙、太公开、太药物化，很难激发产妇真实的、由衷的喜悦。

喜悦也还有许多其他的来源。也许你的同事们刚刚为你办了个意外的生日聚会；或是你打开信件，发现一个意想不到的奖励；或是你在外面与新朋友吃晚饭，为他们的友好陪伴感到高兴。喜悦的感觉既明亮又轻松，让周围的世界看起来更生动。你会脚步轻快，脸被微笑照亮，散发着内在的光芒。你会想要接纳一切，会觉得社会活动非常有趣，想参与进去。是什么给你带来了喜悦？

感激。想象一下，你刚刚意识到，有人煞费苦心地为你做了一些好事：你的邻居，一个退休教师，在某天下午主动提出愿意陪你的孩子们玩几个小时；一位导师，温和地给你提出建议，使你得以将自己的职业生涯调整到正确的方向；你的配偶，在你最忙碌的日子里打扫卫生并准备晚饭，使你免于这些杂务；商店的一名售货员，在你退换有问题的商品时，表现得十分友善；在一场大雪之后，邻居的孩子把你门前的过道清扫得干干净净。或者，给你带来巨大益处的，甚至也许不是一个具体的人。我们体验到感激，可以是因为呼吸到清新的空气，拥有健康的身体，或是拥有一个安全、舒适的住所，在疲惫的时候可以休息。在任何情况下，当我们赞赏那些像可贵的礼物一样来到身边的事物时，感激就出现了。

感激打开你的心灵，并带来回报的冲动——做一些好事作为回报，无论是对帮助过你的人还是对其他人。不过，感激有一个邪恶的双胞胎：亏欠。如果你觉得必须报答某个人，那么你就不是在体验感激了，你正体验着亏欠，这往往令人明显地感到不快。

亏欠往往是以吝惜的方式做出回报。与此相反，感激则是毫不吝惜地、充满创意地给予回馈。这是一种交织着喜悦和由衷赞赏的真正的愉悦体验。而且，感激并不是循规蹈矩，并不是我们教给孩子们的那些礼节。在孩子收到礼物或善意的夸奖后却保持沉默的时候，我经常发现自己督促孩子："你应该说什么？"当他们吐出一句单调的"谢谢"时，他们只是表现礼貌，而不是感激。感激不是漫不经心的举止或是投桃报李的互惠，比如"你帮我，我帮你"。真正的感激是由衷的和自发的。

电影《让爱传出去》(*Pay It Forward*)是实践感激的一个伟大的例子。它始于一个男孩为其他三个人做三件好事。这个小小的助人者的唯一要求就是，受助者不用报答恩惠，而应该把它向前传递，施予另外的三个人，以某种有创意并且恰当的方式。

你最后一次体验感激是什么时候——并非礼貌或亏欠，而是真正、坦然的感激？

宁静。和喜悦一样，宁静是在当你的周围安全而熟悉、自身不需要付出太多努力的时候出现的。但与喜悦不同的是，宁静要低调得多。它是当你叹出那长长的、舒爽的一口气时，感到目前的状况是如此舒服和顺畅；它是当你经过辛苦而有意义的一天后，躺在花园里的、被林荫遮蔽的吊床上小憩的感觉；它是在一个明媚的早晨，随着大海的声音撞击脑海、凉爽的微风轻触肌肤，在沙滩上散步的感觉；它是当你捧着一本好书蜷缩在沙发上，腿上趴着一只温暖的猫咪，身边放着一杯你最爱的清茶时的感觉；它是瑜伽练习中的放松体式那样，沉入蒲垫之中的感觉。

宁静让你想要坐下来、沉浸其中。这是一种聚精会神的状态，带着这样的一种冲动，去品味当前的感觉，并设法将它更彻底、更频繁地融入生活。当你告诉自己"我需要更经常这样做"时，那就是宁静。我称宁静是夕阳余晖式的情绪。它往往紧接着其他形式的积极情绪而来，比如喜悦、自豪、逗趣或敬佩。就在今天，我 4 岁的儿子，为他在幼儿园创作的第一件木雕而兴高采烈。当放学后钻进汽车，坐到座椅上后，他带着微笑长舒了一口气说："我爱这一切！"他完美地表达了宁静的这种夕阳余晖般的情绪。

想一想你上一次品味这样的宁静的时刻。

兴趣。虽然你感到绝对安全，但一些新颖的或奇怪的事物吸引了你的注意，用一种带着可能性和神秘性的感觉将你填满。不同于喜悦和宁静，这种感觉需要你的努力和更多的关注。你完全被吸引了。你被牵引着去探索，将自己沉浸于正在接触的事物当中。在树林中看见一条新路，你就想找出它通向哪里；发现了一套能够提升能力的新挑战，无论是烹饪、桥牌，还是舞蹈，你都会乐此不疲地投入其中；发现了一本充满新观点的迷人的新书，你就会废寝忘食地去阅读。感兴趣的时候，你会感到心胸开阔和充满生机。你能够实实在在地感觉到，视野此时此刻正在扩大，而自身的可能性也正与它同行。兴趣的强烈牵引力召唤着你去探索，去接纳新的观点，去了解更多。兴趣最近一次牵着你走是什么时候？

希望。虽然大多数的积极情绪都是在你感到安全和满足的时候出现，但是希望是一个例外。如果一切都已经在按照你希望的方式发展，那么你基本上就没有什么需要希望的了。

希望，在你境况紧迫的时候发挥作用——事情的发展对你不利，或者是关于事情将如何发展存在着相当大的不确定性。希望，正是在事情看来将要无望或绝望的时候产生。也许，你刚刚在一次重要考试中失手了；刚刚获知你失去了工作；或者在乳房中发现了肿块。希望，就是在这样绝望的情况下产生的，"害怕最糟的，却渴望更好的"。

在希望的核心深处，是相信事情能够好转的信念。无论目前它们是多么恶劣或多么不确定，事情都可能变得更好这种可能性是存在的。希望支撑着你，让你免于在绝望中崩溃。它激励你发掘自己的能力和创造性来扭转局面，启发你为更美好的未来做规划。

人类学家莱昂内尔·泰格（Lionel Tiger）认为，希望是针对人类硕大的前脑而演化出来的解药。与地球上的其他生物不同，人类能够设想自己的未来，并且能够预见所有可能的灾难。如果没有希望，人类将会静滞在绝望中。怀着希望，我们变得充满活力，会尽一切努力来为自己和他人创造一个美好的人生。现在，是希望推动着你来阅读这本书吗？

自豪。自豪是所谓的"自我意识情绪"（self-conscious emotions）中的一种。我们都知道它那罪恶的"表亲"——羞耻和内疚。当我们应该为一些坏事情负责时，这些痛苦情绪就会占据我们的感受。自豪则相反：我们需要为一些好事情"负责"。作为所谓的七宗罪之一，自豪的声誉有些复杂。我们总是说"骄傲让人冲昏了头脑"或是"骄兵必败"，但其实任何情绪都可能过火，只是对于自豪来说尤其如此罢了。如果任其泛滥，自豪就会变成骄傲自大。但是，当我们针对具体的情况、带着恰当的谦逊来调节时，自豪显然是一种积极的情绪。

自豪紧随着成就而绽放。你投入了努力，并取得了成功。这是一种完成一项房屋装修带给你的良好感觉：无论是装配洗衣机、在花园里耕种，还是重新设计你的卧室；或者是当你在学校或工作中实现了什么时的感觉：测验中得到高分，在比赛中获胜，完成一笔销售或是发表了你的观点；又或者是当你意识到，你的帮助和友善的指导对某个人产生了重要影响时的感觉。

这些并不是任意的成就，而是在社会上被重视的那些。我们在深层次上感觉到自己的行为被他人重视，这使得自豪成为自我意识的情绪。除非你是一个反社会的人，不然你就能敏锐地意识到自己的行为在他人看来是怎样的。你在自己值得称赞时感到自豪，并在受责备时感到内疚。自豪带给你这样的一种冲动：想要与他人分享关于你的成就，无论是通过语言（"嘿，看看我做了什么"），还是姿态（直立，头部稍微后仰，面带微笑，手放在臀部或是胜利地举起双臂），或是两者兼备。

自豪的思维空间也是扩展性的。它点燃你在相似领域里进一步取得更大成就的梦想：如果我能做到这一点，也许我可以……（比如，开办我自己的企业／把前院弄得更漂亮些／重新设计客厅／赢得奖学金／进入奥运队／获得升职／产生世界性的影响力）。通过这种方式，自豪点燃成就的动机。实验也证明，当人们感到自豪时，他们更有可能完成艰巨的任务。是什么让你感到自豪？自豪激发你去做什么？

逗趣。有时一些意想不到的事情就让你发笑。一个朋友在品尝了你最新创作的菜式后，做了个有趣的鬼脸；你失误地指导孩子"用一下浴缸，然后跳进马桶里"[①]；一位邻居与你分享她近来最喜欢的笑话；一个同事针对一天中最差的开会时机开玩笑。你并不是预先就打算要从这些傻事中榨出乐趣，社会科学家将这些情况描述为"娱乐性社会不协调"（nonserious social incongruity）。这个标签对于引发快乐的逗趣，做出了两个重要的说明。首先，逗趣是社会性的。虽然有时候我们也独自发笑，但那些笑只是笑声的苍白演奏。事实上，如同打呵欠一样，笑是具

---

① 此处为人们常出现的口误。应该是"用一下马桶（上厕所），然后跳进浴缸"。

——编者注

有高度感染力的。其次，逗趣只有发生在安全的情况下才会是有趣的，而不是在危险或具有威胁的情境中。如果朋友是因为生病咳嗽而面部扭曲，或者邻居的笑话具有冒犯性，你就不会觉得有趣了。那么，根据定义，逗趣是娱乐性的。

由衷的逗趣带来抑制不住的冲动，使你想要发笑并与他人分享你的快乐。分享的笑声表明，你发现目前是安全和轻松的，并且想要利用这个得天独厚的时机来与他人建立联系。你上一次发笑是什么时候？

激励。有时，你无意中发现了真正的卓越。目睹人性最好的一面能够启发和振奋你。也许，看到同事从他紧迫的时间表中抽开身，耐心地帮助一位迷路的老人在医疗中心的迷宫中找到他的目的地；或者，看见网球天才罗杰·费德勒（Roger Federer）在公开赛中打了一场完美流畅的比赛；阅读一位似乎看进了人类灵魂深处的诗人的作品；或者目睹你的榜样做着他最擅长的事情。

激励能集中你的注意力、温暖你的心，并吸引你更加进入状态。它和为人性堕落而感到厌恶截然相反，那会令你感到排斥。激励不只是感觉很好，它让你想表达什么是好的，并亲自去做好事。它让你产生做到最好的冲动，让你可以达到更高的境界。激励被认为是"自我超越的情绪"（self-transcendent emotions）中的一种，这是一种将我们从自我专注的甲壳中拉出来的积极情绪形式。

遗憾的是，激励并不是你看见别人做事格外出色时可能产生的唯一反应。和感激一样，激励也有一个邪恶的双胞胎，你可以称之为怨恨或者嫉妒，它在我们看见别人的卓越成就却予以消极反应的时候产生。我们发牢骚，嘲笑、诋毁别人，或者因为自己没有做到同样出色而痛贬自己。在将自己与比我们做得更好的人相比时，我们有时会变得气馁而不是被激励。

对于卓越，你以积极情绪还是消极情绪反应取决于你自己的选择。这是一个关于心灵是开放的还是封闭的选择。这个选择将决定你踏上一种良性循环还是一种恶性循环。你能想起上一次你选择被激励的时候吗？

敬佩。它与激励的关系密切，它在你大规模地邂逅善举时产生。你被伟大彻底征服了。相比之下，你感觉渺小和谦卑。敬佩令你停在自己的轨道上。你一时间动弹不得。界限逐渐消失，你感觉你是一个比自己更大的东西的一部分。在精神上，对于所遇事物的庞大规模，你面临着吸收和容纳它的挑战。有时，我们敬佩大自然，像是惊叹于大峡谷中的夕阳，或是看到、听到和感受到海浪拍击、冲蚀海岸线上岩石峭壁的力量。其他一些时候，我们敬佩人性，例如当我们看见尼尔·阿姆斯特朗（Neil Armstrong）迈出他在月球上的第一步时，或是参观巴黎圣母院的大教堂，站在朝阳中玫瑰花窗耀眼的光辉下时，我们的内心会被久久激荡。

尽管是积极情绪的一种形式，敬佩有时离安全边界过于接近，以至于我们也闻到了消极情绪的味道。当我们目睹龙卷风或是看见世界贸易中心塔楼的崩塌时，敬佩与恐惧掺杂在一起。敬佩，就像感激和激励一样，是一种自我超越的情绪。它迫使我们将自己看作是更大的东西的一部分，不管它是大自然的伟大创造，还是这个民族的巨大进步。敬佩也可能在情感上将我们与强有力的、具有超凡魅力的领导人物结合在一起，他们常常看起来如神祇一般。什么曾令你在敬佩中动弹不得？

爱。爱之所以被称作是一件多彩的事物，是有道理的。它不是一种单一的积极情绪，而是上述的所有，包括喜悦、感激、宁静、兴趣、希望、自豪、逗趣、激励和敬佩。将这些积极情绪转变为爱的，是它们的情境。当这些良好的感觉与一种安全且往往是亲密的关系相联系，扰动心灵时，我们称为爱。在这种关系的早期阶段，因为被最初的吸引力所缠绕，你对这个人的一言一行都产生浓厚的兴趣，你们一起分享逗趣并一起欢笑。随着你们之间关系的建立，它带来巨大的喜悦，甚至也许超出你的期望，你们开始一起分享对于未来的希望和梦想。随着关系变得更加牢固，你沉浸在相爱的安全感所带来的温馨的宁静中。你感激挚爱为你的生活所带来的喜悦；你为他的成就感到自豪，就像成就是你自己的一样；你被他良好的品质所激励；并且你可能敬佩使你们俩走到一起的宇宙力量。

这些时刻中的每一个都可以平等地被描述为爱的瞬间。因此，尽管爱是人们感觉最常见的积极情绪，但我却把它留到最后，让你可以更好地欣赏它的多个方面。以这种方式来看待爱，也能够提升你将爱看作暂时状态的能力，而不仅仅是将它作为对你与配偶、子女、父母或兄弟姐妹关系中的一种普遍描述。这些亲密的关系，应当被看作是爱反复涌动的成果。尽管具有多面性，爱却具有一种独特的非语言表现，比如我们会全身心地信赖所爱的人。爱也改变了身体里的化学反应，它提高了催产素（一种健康的神经肽）和黄体酮（一种天然孕激素）的水平，这些都是与终身的牵绊、信任以及亲密相联系的生化反应。想一想你感受到心中爱潮涌动的时候。

如何体验积极情绪

积极情绪有许多种味道。它是当所爱的人回来时，你感受到的对拥抱的渴望；它是当你看见孩子们耍宝的时候，与邻居分享的欢笑；它是当你找到一个舒适的地方坐下休息时，感受到的轻松；它是你在观看绚烂的烟花、大海的波涛或人类的卓越行为时，感受到的魅力；它是你对于未来所持有的梦想。积极情绪随处可见。

然而，在所有的情况下，积极情绪都是脆弱的。无论这是一个多么喜悦、宁静或是激励的时刻，它都可以在眨眼之间被扑灭。比方说你心爱的人回到家，但是你正忙于自己的事情，你可能正投入地为上一年的所得税申报表寻找收据，以至于你几乎没有注意到有人走进了房间；或者，假如你正赶着把所有的人装进车里去赴约，但是你的孩子却和邻居的孩子们疯疯闹闹，不肯听话；又或者，假设你找到一个舒服的休息场所，但是还没来得及放松全身坐下，就立即为休息而感到内疚，并焦虑地把时间用于更新任务清单；或是当你观看烟花、大海或人类才能的表现时，你认为它相当普通，几乎不值得你关注；再或者，你认为梦想永远不会实现，因为你用自我怀疑和悲观轻慢它们了。

我的意思是，你是否能体验到积极情绪，关键取决于你是如何思考的。积极情绪的产生像所有的情绪一样，源于你对事件是如何解释的。

积极情绪取决于你是否允许自己花一点时间来发现事物好的方面，同时还取决于在发现它时，你是否给它们打气并让它们成长。这种对思维或者说一念之差的依赖性，正是令积极情绪如此脆弱的原因。我们的头脑被担忧、怀疑和要求塞得太满了，再加上从电视、广播、音乐播放器和广告牌中接受着源源不断的媒体信息，难怪我们没有更多的精力去关注他人、为有趣的蠢事喝彩、看见眼皮底下的非凡真相或是让梦想发展壮大。

在生活中享受到积极情绪的甜蜜果实的人们，都明白这个简单的道理：**每个人都有为自己打开或关闭积极情绪的力量。**

做个小实验吧，现在就把积极情绪打开。稍用片刻来注意一下你的物理环境，无论你是在客厅、宿舍或卫生间里，还是在公交车、地铁或火车上，问问你自己：关于我目前的情况，哪些方面是正确的？是什么让我有幸在这里？我目前情况的哪些方面可能会被我看作是值得珍惜的礼物？它如何让我或他人受益？花时间以这种方式思考，能够激发内在的感激之光。这会令你眼神活泼、面庞柔和、微笑洋溢。

我通常坐公交车去上班。我一边乘车，一边阅读。在忙碌的一天中，车上的时间几乎是我能指望着读点令自己高兴的东西的唯一时段。因此，我总是怀着期待的心情乘坐公交车。坐在公交车上，我总会告诉自己，我很幸运，公交线路是如此方便，而且在我的城市里乘坐公交车是免费的，除此之外，我乘车的时间足以让我读完一章。有一本好书在手，我就可以将日常的乘车往返时间变成拓展自己思维的时间，并且如果我坐在合适的位置，就可以透过车窗看见位于市中心的我最喜爱的喷泉。这些已经成为我惯常的想法，帮助我在开始工作之前带着由衷的赞赏，为我所生活的城市，为我所阅读的书籍的作者，为我所拥有的允许我在这辆公交车上、在这个城市里让这位作者的思想在我的脑中交融的生活条件。试着用引导你通向积极情绪的问题来向自己提问，不论何时，不论何地。看看创造一个探寻和品味美好的心理空间，是不是能够温暖你的心灵，让你的脸庞柔和，唤起一个恰好可见的微笑。

在阅读下一段之前，请务必抽出几分钟时间去品尝和享受你为自己所创造的良好感觉。

现在，把积极情绪关掉。破坏积极情绪的问题立马浮现在脑海中：这里出什么问题了？是什么让我烦恼？什么方面可以更好？是谁的责任？试着问自己这一类的问题。追随你的答案以及它们所产生的思维链。注意你的积极情绪跌落得有多快。

早晨的公交车之旅可以很快变得苦涩。如果我让自己去寻找问题，我可以找到很多。有时，天气可能很冷，我的夹克衫根本无法御寒；如果刮风，我的皮肤会出疹；几乎每天，安静的车程大约到一半的时候，车上会上来这么一个始终愉快的年轻人，他会大声和任何一个在他周围的人打招呼，我只能一遍又一遍地重读相同的句子，以试图恢复我的注意力。我有时也会发现自己正在反复思考昨天、上周或上个月应该完成的事情，并想着如果自己开车上班的话，那我到达办公室和赶上工作进度会有多快。我会想，为什么司机在这里停这么长时间？不用说，随着这些内部的叫嚷声的泛滥，我的头脑里几乎没有空间让积极情绪扎根。

奇怪的是，即使是解释一件好事为什么好这么简单的行为，都能够破坏积极情绪。事实证明，**不明原因的积极情绪比起我们经过分析直到完全理解的积极情绪，持续得更久**。科学实验已经证明了这一可悲的悖论。在我成长为一名科学家的训练中，这也许是我碾碎自己的积极情绪最频繁的方式了。常常，我简直是把刚刚萌芽的积极情绪分析至死。

积极情绪的想与做

我希望这项练习让你相信，你握着控制自己积极情绪的缰绳。尽管情绪常常和不可预知的天气一样向我们袭来，但我们对自己所体验的情绪却拥有惊人的控制力。这对于积极情绪尤其如此。只要愿意，就可以随时把它们打开。而且，我们几乎总能巧妙地说服它们多停留一点时间。

对于积极情绪，你虽然可能比你意识到的拥有更多控制力，但为你的生活创造更多的积极情绪，并不是一厢情愿的事情。美好的心愿本身并不能使任何人更加快乐。假设你现在想使你左侧的小腿感受到刺痛，你仅仅通过这样想就可以唤起预期中的疼痛吗？不太可能。为了实现这个预期，比起使用纯粹的意志力，你还需要做更多。并且这些事情务必是相当具体的，比如把腿撞到桌子腿上，或者怂恿别人来踢你一脚。这些行为是你能拉动的杠杆，以便实现你的小腿处感到疼痛的期待。

遵循这个逻辑，**你不能简单地期望自己去感觉到一种积极情绪，相反，你必须找到一个非常具体的杠杆，来打开积极情绪。**某些形式的想法和行为，正是这些积极情绪的杠杆。因此，正如你必须做一些事情来唤起疼痛的感觉，同样，你必须做一些事来唤起之前并不存在的积极情绪。然而，生理上的疼痛和心理上的情绪这两者之间存在一个根本差别，启动情绪的杠杆完全可以通过意识思考重新定向。这意味着你既可以"想一些事情"，也可以"做一些事情"，来唤起积极情绪。

你给自己提出的问题具有特殊的力量。只要简单地问自己"对我来说，现在什么正在顺利地进行？"，就可以启动很多杠杆。如果你在为这个简单的问题寻找积极、有意义的答案时保持开放和真诚，你就为积极情绪的生根准备好了土壤。

《国家地理杂志》的摄影师德威特·琼斯（Dewitt Jones）在名为《赞颂世界的适意之处》（*Celebrate What's Right With the World*）的影片中，很好地阐述了提出这类问题的力量。在影片中，琼斯透露出积极情绪是如何注入《国家地理杂志》的道德伦理中的，并讨论了这是如何改变他的生活的。通过镜头，他向我们展示了看似普通、甚至令人失望的人与地方也能散发出惊人的美，只要坚持问自己"这里有什么是美的？我能赞颂什么？"，并保持足够的耐心让答案浮现出来。当我在课堂上播放这部影片时，它的影响非常大。一名学生告诉我，她总是对杂志中关于自然界的照片持怀疑态度。她认为它们是加工过的，因为她自己从未在大自然中看见过这么漂亮的画面。琼斯的阐述帮助她认识到，她从未看见美，是因为她不相信它确实存在。因琼斯令人折服的记述，她睁开崭新的眼睛，走过校园时她更加留心。她后来告诉我："果然，所有我现在或曾经认为不存在的美好似乎都弹了出来。植物展现出它们健康的绿色，树叶上挂着晶莹的雨滴。"她说她再也不会用冷漠的态度来看大自然了。

类似的问题形成欣赏式探询（AI，Appreciative Inquiry）的发射点，这是在商业咨询界中非常流行的关于组织变革的一种方式。多数情况下，商业咨询顾问受聘来解决问题。那么毫无疑问，在大多数情况下，他们都是通过让你描述所遇到的问题，来开始与你或与你的工作团队的对话。你甚至可能在咨询顾问到达前，就已经在脑中为回答这个问题打好了腹稿。因此，运用"欣赏式探询"的咨询顾问会让你大吃一惊。她会先问你："告诉我这个工作团队最好的地方。"她的目标是要建立一个关于团队正常运作的生动而详细的画面，用积极情绪来激发和活跃可能需要的变革，产生最佳效果。

从这里引申出的观点

你现在知道培养积极情绪的 10 种新方法了。你的积极情绪调色板包括爱、喜悦、感激、宁静、兴趣、希望、自豪、逗趣、激励和敬佩 10 种不同的形式，每一种都有其独特的杠杆。在你理解和构想日常事件的方式上做些小小的变化，就能够开启积极情绪。

我猜想你在家里体验到的某些类型的积极情绪，比其他的类型要多。这是自然的。但是我邀请你通过探询自己的经验，去更好地了解每一种积极情绪的形式，并确定你是在何时体验到了众多积极情绪中的某一个。在第 11 章中，我会鼓励你扩展这种自我学习，来制作你的个人档案袋。

尽管每种类型的积极情绪因不同的原因产生，并且多少有点独特，但我的实验室研究表明，它们都有一个共同的核心：它们每一种都具有扩展和建构你的生活的能力。每一种都为你通向更高的境界铺就了一条道路。并且，随着积极率达到临界点，每一种都能帮助你实现欣欣向荣。

在接下来的 4 章中，我会告诉你支持我关于积极情绪的大胆论断的科学证据。我的希望是，一旦认识到这个证据的奥妙，你将会感到更有信心和更有希望。你会被激励着以自己的积极情绪来源开始进行尝试，开创出一条充满理解的、欣欣向荣的道路。

积极情绪不同于身体快感。身体快感更接近于消极情绪，它们会缩小视野，局限思维，让你只关注一些特定的事物。

对于让你获得积极情绪的事情，不要去分析和解释，这样会破坏积极情绪。不明原因的积极情绪比起经过分析直到完全理解的积极情绪，持续得更久。

第4章
积极情绪能扩展思维

> 积极情绪让我们像花儿一样开放。我们能看到更多、想到更多、创造得更多，和周围的人更和谐、更亲密。

积极情绪无论是以喜悦、宁静，还是以积极情绪调色板上的任何其他颜色描绘，都实实在在地为你提供了一种新的人生观。这一点，正如我之前提到的，是关于积极情绪的第一个核心真相：它使我们更开放。

把自己想象成春天里的一朵花，花瓣聚拢，紧紧围绕着你的脸。即使还可以看到外面，也有一点点光线，你却无法欣赏发生在身边的事情。然而，一旦你感受到阳光的温暖，情况就变了。你开始变得柔软，你的花瓣放松，并开始向外伸展，让你的脸露了出来，你看见的事物越来越多。你的世界相当明确地扩展着，可能性不断增加。

有些花只开一次。其他的花，像是玉簪花，每晚闭合，但清晨当它们再次见到太阳时，就又会开放。阳光对于所有绿色植物的成长都必不可少，植物知道这一点，于是它们朝向亮光，将自己伸展开来，尽量获取阳光。科学家称之为向光性。

　　人类的"向积极情绪"，类似于植物的向光性。积极情绪对所有人的成长都必不可少。我们本能地知道这一点。我们朝向积极情绪，将思维延伸开来，尽量获取积极情绪。我称其为扩展效应（broaden effect）。

　　积极情绪能扩展思维，并拓宽视野。但这种影响是暂时的。正如玉簪花在阳光消失后会收缩一样，当积极情绪消退时，我们的思维也是如此。同时，在消极情绪的威胁下，思维会进一步受限。我们的思维在这些意识扩展和收缩的时刻里循环穿越，并没有固定的频率。随着积极情绪和消极情绪流经于此，我们的意识范围也相应地绽放和收缩。

　　在这里，我用诗意的表述方式来表达积极情绪对思维的拓展。20多年来，我用科学的工具来检验积极情绪的扩展效应。我对积极情绪的科学研究，给了我做出论断的信心。我分享的消息不单单是诗意的，这也是基于我自己的生活经验。事实上，它是基于成百上千人的行为和经验，包括在我的实验室里以及在世界上其他科学家那里参与测试的志愿者们。那些科学家设计了试图证明"扩展效应不存在"的实验，来对志愿者们进行测试，然而，一次又一次，功败垂成。证据显示积极情绪能扩展我们。我逐渐确信这是生为人类的一个核心真相。

积极情绪扩展你的思维

　　你可以尽情地玩味这些观点。你会需要一张纸和一支笔，先将它们放在旁边。等你准备好了，请你研究一下你的手背。你可能听人说过，他们对一个地方的熟悉程度就像对他们的手背一样。但是，我们到底对自己的手背真正了解多少？现在，看你的手背，对自己描述你所看见的一切：皮肤的纹理和颜色，骨头和血管的起伏，每个指节上的图案。花一分钟左右的时间来研究你的手背，前所未有地来了解它。

现在，拿起笔和纸，列出你现在想要做的事情。假设你有半个小时的空闲时间，没有任何紧迫的需求。想想你在审视手背时所拥有的感觉，写下这种感觉让你想要做什么。

列出你的单子了？好。现在把它放到一边。

让我们继续一些不同的事情。请想象并重温一个欢乐的片段，一个一切都按照你的心意发展、你很难收回微笑的片段。带着这种愉快的感觉稍坐一会儿，想想周围环境和你感觉到的所有方面，前所未有地欣赏它们，让你的良好感觉继续增长。

现在，再次拿起你的笔和纸，列一个新的单子。这个新的、愉快的感觉让你想要做什么？同样，假设你有半个小时的空闲时间，没有紧迫的需求。想想你在重温喜悦时所拥有的感觉，写下这种感觉让你想做的一切事情。

列出了第二张清单？好。现在比较一下。数一数在研究你的手之后进入脑海的想法，把它与你感到愉快时进入脑海的想法的数量比较一下。哪张单子更长？

对于绝大多数的人来说，那张含有积极情绪的单子更长。这就是积极情绪扩展我们的一种方式。它从内心召唤出比我们通常所见的更多的可能性，而且当然比我们受到消极情绪影响时所看到的更多。

我与以前的博士生克里斯蒂娜·布兰尼根（Christine Branigan）一起，进行了一次和这个练习差不多的实验。我们测试了104个人的样本，将其中的一些人随机分配去体验逗趣或宁静，而另一些人体验愤怒或恐惧，还有其他一些人被分配去体验中性感觉——毫无特殊性的感受。

然后，我们提出一个要求：带着这种感受，列出现在想要做的事情。那些感受到逗趣或宁静的人，列出的单子最长。他们的单子比感受中性的人长，也比那些感受愤怒或恐惧的人长。积极情绪为他们打开了更多的可能性。

这与我邀请你做的练习略有不同。我的目的是让你体验两种不同的状态，一个中性的，一个愉悦的。我让你研究手背，是把你暂时地置于中性的情绪里的一种方式。只有你可以判断它是否真的管用。同样，在重温阶段，只有你可以判断自己是否真的进入了喜悦状态。如果这些思维练习对你管用，你的愉悦单子很可能会更长，反映出拓展的可能性。**积极情绪使我们更开放，使我们能够考虑到在其他情况下看不见的可能性。**

积极情绪拓宽你的视野

积极情绪也在抽象水平上扩展，看一下图4-1。

　　你会说这是一个三角形吗？或者你会说这是一组正方形？显然，这两者都是。没有正确或错误的答案。为了推断人们的注意范围，我们要求他们描述出该图片上的图形：他们是将这种布局看作一个大三角形，还是三个小正方形。

图 4-1　思维小图片

　　在使用这些图片进行实验时，我发现人们是否能看见大局——这种情况下的大三角形，取决于他们当前的情绪状态。当充盈着积极情绪时，人们的眼界就会扩展，能看见大的画面。而当沉浸在性或消极情绪时，人们的视野边界就会变窄，没有大的画面，没有连接点。

　　这样的实验让我了解到，我只需通过让人们感觉良好，就能扩展他们的注意范围。情绪通过一个简单的因果关系与视野相联系。随着积极情绪流经心灵，它会扩展视野，让我们既看到森林，也看到树木。

　　这个效应是极其精妙的。我们的一些实验，通过追踪人们脸上特定肌肉中的电子信号，来评估他们的积极情绪。请记住，当积极情绪是真实的时候，它会使你微笑的双眼和微笑的嘴巴靠近。我们通过精确放置的传感器，测量被试的颧大肌和眼轮匝肌里微小的电信号，它们分别是牵动唇角上扬和让眼周皮肤皱起的肌肉。我们发现，当积极情绪出现时，这两块面部肌肉预示着灵活而开阔的注意力。也就是说，你的微笑确确实实让你更开放了。在微笑时，你更容易接受，也更能看到大局。

布兰迪斯大学的科学家利用先进的眼动跟踪技术，已经重复验证了我的发现，即积极情绪扩展了人们的注意力。被试在计算机屏幕上看图片的同时，一部摄像机以每秒钟 60 次的频率记录了他们的眼球运动以及他们头部做出的任何运动。通过随机分配，被试或者被注入积极情绪，或者没有。每一幅图片都包括三张照片，一张放在中间、两张放在旁边。被试自然地观看幻灯片放映，随意地看他们感兴趣的任何东西，就像他们在看电视一样。

通过追踪他们眼睛定向的位置，这些科学家证实，在积极情绪的影响下，人们更多地环顾四周，并更频繁地注视周边的照片。那么，相当明确的是，**积极情绪改变了你对于生活的视野，它扩大了世界观，让你吸纳了更多。**

唯一的例外是当这些照片令人厌恶时。刹那间，消极情绪破坏了扩展的注意力。回到那个玉簪花的比喻，如果天色暗下来，玉簪花就闭合了。我怀疑我们的积极思维比玉簪花闭合得还要快，这再一次表明了积极情绪的脆弱性。但是，只要环境是良性的，当积极情绪流经你时，你的意识范围就会荡漾开来。

扩展的思维能带来什么

积极情绪的思维扩展作用，带来的一个实际效果就是增加创造力。开阔的思维会改变你思考和行为的方式。当你看见更多，就会有更多的想法浮现在脑海中，更多的行动也成为可能。

这个事实被多伦多大学的几位科学家所证明。他们给被试分别注入积极情绪、消极情绪或完全的中性情绪，并在两个非常不同的任务中考察他们。一个任务是让被试追踪周围的信息，以测量他们的视觉注意的范围。另一个任务通过让被试根据三个词语给出一个相关的词（例如，"割草机""原子""外国的"），来测量他们的语言创造力。

研究者了解到，当人们感受积极时，他们在两个任务上的表现同时变化：他们的视觉注意范围更广泛，他们在语言任务中也更富有创造性。这是一个重要的联系，因为它为积极情绪以多种相互关联的方式扩展思维的论断提供了证据。那么，在一个基础的层面上，**积极情绪改变了你的大脑，并改变了你与世界互动的方式。**

当你急需创造性的解决方案时，积极情绪是一个特别好的投资。事实上，当学生们带着自发产生的积极情绪参加考试时，他们在标准化测验中的表现更好。但是假如你不是学生、也不再参加考试了呢？好消息是，科学家们也研究了像你这样的人。证据表明，**仅仅是想象一段快乐的回忆，或是接受一个小小的善意，就能够使人们在遇到问题时轻而易举地找到具有创造性的最佳解决方案。**

康奈尔大学的科学家通过让医生在解决肝脏疾病患者的病例时出声思考，研究了外科医生进行医疗诊断的情况。令人吃惊的是，这个研究小组发现，当他们给医生一个小礼物时，哪怕仅仅是一袋糖果，那些医生就更擅于整合案例信息，并且很少固守着他们最初的想法而在诊断中得出不成熟的结论。无论你是医生还是病人，我想你都会同意，更好的临床诊断是一件好事。也许除了将长长的医疗投诉带到医生的办公室，我们也应该带上一份小礼物或善意。

同样，美国加利福尼亚大学伯克利分校哈斯商学院的科学家们研究了积极情绪如何影响管理人员。他们发现，具有更多积极情绪的管理人员在做决策时更准确、更仔细，并在人际关系上更游刃有余。其他的研究表明，具有更多积极情绪的管理人员也将更多的积极情绪带到了与工作团队的互动中，这反过来又使团队成员之间产生更好的协作，并减少了在管理上所花费的精力。

另一组来自美国西北大学凯洛格管理学院的科学家发现，当人们进行复杂的交易谈判时，积极情绪又一次带给了我们惊喜。他们实验的被试是上谈判课的 MBA 学生。可以有把握地假定这些都是受成功驱动的人。在随机水平上，研究小组分配一些谈判者表现出积极情绪，而其他人表现出消极情绪或中性情绪。然后让这群初露头角的"企业家"跟谈判对手过招。策略性地表现积极情绪的谈判者，更有可能获得对方让步、完成交易，并将未来的业务关系纳入他们敲定的合同中来。

常识告诉我们，交易者应该保持理性、心平气和、不慌不忙，或者强硬、坚定和激动，充满消极情绪。这些都是谣言。科学实验证实，带着合作与友好的精神——凭借积极情绪来到谈判桌的人，更容易达成最好的商业交易。

因此，无论你是经商，还是仅仅处理业务，这项科学研究都可以作为一个有用的资讯，即追随积极情绪并不只是保持友好、让步，或是当一个散财童子，积极情绪还扩展了眼界，将更多的可能性带入了视野。带着积极情绪，你的思想和行动将更加自发地浮现出来；你更加擅长设想前景和双赢的办法；你变得更善于建立持久的关系、吸引友善而不是怨恨。

积极情绪会带来良性循环

正如你已经看到的，关于扩展效应的大多数研究发生在实验室里。在有控制的实验室环境中，科学家能够近距离地考察积极情绪对于人们的眼界、态度、思维、选择和行为所产生的即时效应。基于这项工作，科学家们也把他们的镜头拓宽，去探索扩展的思维在现实生活中的后续反响。这项工作揭示了积极情绪切入我们生活的通道。

让我来描述一项在一个更长的时间段里、关于思维拓展的研究。这是一项由我和托马斯·乔伊纳（Thomas Joiner）合作完成的工作，他是研究情感障碍的一名主流科学家，也是佛罗里达州立大学心理咨询所的主任。我们调查了一大批大学生，5 个星期以后再次调查他们。每一次，我们都测量他们的积极情绪程度以及以开明的方式处理压力的倾向。具体表现为他们是否同意调查项目中的问题，当面对问题时，他们是否从更高的角度来看待这些问题，以便设想许多不同的解决办法。

我们发现，在生活中体验更多积极情绪的人，更能够以一种开明的方式应对逆境，他们能看见更多的解决办法。根据之前我提出的关于扩展效应的证据，这可能并不令你惊讶。然而，更引人注目的发现是扩展效应随着时间会如何展开。这个样本中最积极的人在 5 周后变得更加积极。正是因为面临问题，他们的思维变得越来越开放。开放性使得他们能够找到解决办法，不仅帮助他们应付所面临的麻烦，而且巩固了积极情绪。在将数据以另外一种方式截取时，我们发现，最开明的人在 5 周后变得更加开明，恰恰是因为他们体验到越来越多的积极情绪。换句话说，**积极情绪和开放性是相互依赖的，它们相辅相成**。这是积极情绪在你身上触发的良性循环。它打开通向成功的道路，让你欣欣向荣。想象一下积极情绪给你带来的美好未来吧！

在近期的工作中，乔伊纳的学生和我重复验证了积极情绪会激发良性循环的证据。这些证据不仅把它们与开明的处理方式联系起来，还把它们与对于各种有效方法的多次积极尝试联系起来。此外，我们还发现了另一种形式的开放性，对他人的信任也以同样的方式发挥作用。**积极情绪和信任相互依赖，随着积极情绪的增加，我们对他人的信任也在增加，反之亦然**。这仅仅是一个开始。积极情绪的社会互补效应延伸得更为深入。接下来，我将解释这是怎么一回事。

积极情绪打破"你""我"的界限

我们从许多各种各样的实验中得来的结论是，积极情绪能扩展眼界。这实际上是扩大了思维空间，将新的可能性带入视野。

虽然这种影响不明显，有时完全是潜移默化的，但它对人际关系的影响却是巨大的。我和学生们发现，**积极情绪甚至扩展了人们对自己的看法，这是人际关系的关键所在。**那种常常严密防守、将"你""我"分开的界限，开始从视野中消失，新的关系可能就出现了。请看下面这一系列交叠的圆圈（见图 4-2）。

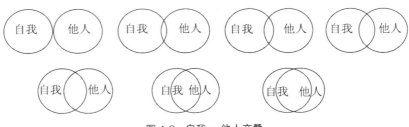

图 4-2　自我—他人交叠

现在花一点时间，回想一下你和配偶、情人或最好的朋友之间最近的一次争执。你们在哪里？你们在争论什么？谁说了什么？在那一刻，你是什么感觉？把这场激烈的争执牢记于心，然后想一想哪一组圆圈最能代表那时你对你们之间关系的感受。

现在把那场令人不安的争执搁到一旁。回想一下与这个人之间最为亲切和温情的时刻。你们在哪里？发生了什么事？你们做了什么或说了什么？在那个温馨的时刻，你是什么感觉？现在，随着这个充满爱意的时刻注入你的心中，哪一组圆圈最能描述你对于你们之间关系的感受？圆圈有没有更接近？

这种表示关系亲密性的方式是由阿特·阿伦（Art Aron）提出的，他是世界上研究人与人之间关系的领先科学家之一。阿伦和他的同事们让数千名身处恋爱关系中的人用这一套交叠的圆圈来表示他们对恋爱关系的感受。这个简单的测量是如此强大，以至于在对哪些情侣会长久、哪些情侣会分手的预测上，比冗长的调查和访谈还略胜一筹。你和伴侣之间的交叠越多，你们之间长期发展的可能性就越大。

阿伦和他的同事将这个概念称为自我延伸（self-expansion），并把它定义为将他人的技能、特质和资源整合为自己所有。有趣的是，他们将自我延伸确定为积极情绪的重要触发因素。在这些研究人员看来，极为迅速的自我延伸正是令坠入爱河的人们显得如此振奋的原因。我和学生们将阿伦的逻辑颠倒过来。从先前关于积极情绪扩展效应的证据出发，我们预测，积极情绪将延伸人们对自我的看法。

我们首先要求大学生用圆圈来表示他们与最好的朋友之间的关系，感受如何。接下来，我们引入积极情绪、消极情绪或完全的中性情绪。然后，我们给了另一组交叠的圆圈，并要求他们再次选择一组圆圈，来反映他们对于与自己最好的朋友之间关系的感受。通过这个实验，我们发现积极情绪的暂时提高，让人们看到自己和他人之间更多的交叠。带着积极情绪，人们觉得自己与生活中重要的人之间更亲密了。

这一变化发生在我们头脑中一个非常基本的知觉水平。我们之所以知道这一点，是因为参与我们研究的人，在实验时并没有在和他们最好的朋友一块儿玩，或者正在享受着他们友好的陪伴。他们只是在心里想着最好的朋友，然后感到更为接近。

当积极情绪扩展思维的时候，它改变着你对于他人以及你们之间关系的核心观点，让他们更加接近圆心，接近你的内心。**拥有积极情绪，你会在"我"和"你"之间看到更多的联系，最终看作"我们"。这种**

效应是非常可靠的，我们已经发现并证实了它。

我的学生和我第一次研究积极情绪如何影响"自我—他人交叠"的那一年，我得到了双重的证明。来自印度的科学家阿赫勒娅·赫杰马蒂（Ahalya Hejmadi）加入了我们的研究。那一年晚些时候，来自日本的科学家大竹惠子（Keiko Otake）也加入了我们的研究团队。每个人都决定要在自己的祖国验证我们的假设。她们的结果与我们的结果惊人地相似。无论是在印度马哈拉施特拉邦的普纳市，或是在日本阪神地区的众多城市里，还是在美国密歇根州的安阿伯，积极情绪都使人们看到自己与最好的朋友之间更多的交叠。

我对这些跨文化的数据非常感兴趣，因为印度和日本与美国在各方面都有很大的不同。科学家们发现，这些文化与美国相比，更多地鼓励人们之间相互信任。与北美相比，印度和日本的大多数人已经在自己和亲密的人之间看到了更多的交叠。哪怕自我—他人交叠是一种文化规范，积极情绪也可以促进对自我—他人交叠的知觉吗？是的，它可以。证据显示，不管文化背景如何，你都能感受到思维的开放性以及与他人联系的起起伏伏。这些变化不是随机的，积极情绪能驾驭这种效应。它开启我们的眼睛，使我们能够看到我们与他人的同一性。

积极情绪带来熟悉的陌生人

这一系列实验中给出的结论是，由衷的积极情绪让你掌握你与亲密的人之间的同一性。同一性的感受来来去去，不是随机的，它与喜悦、感激以及爱一类的感受同步。可是陌生人又怎么样呢？积极情绪能够改变你对陌生人的看法吗？

　　答案是一个响亮的"是"！我猜想当你得知积极情绪在这方面如何发挥作用时，会和我一样惊讶。在这整本书中，我的目标是与你分享我的科学发现。除了这一个，每一个发现都和我们的预测一致。我开玩笑地把这些发现称为"认识我们自己的发现"。

　　这始于当时跟我做研究的博士生（现为天普大学的助理教授）卡里姆·约翰逊（Kareem Johnson），他分析说如果积极情绪扩展了人们的注意范围，让人们看到大局，那么积极情绪也应该能提高人们识别面孔的能力。这个预测是随着已有的一长串的实验而得出的，这些实验已经证明，人们对于面孔的识别远远超过对于普通物体的识别。

　　在需要判断是否曾经看到过某个物体时，你会考察它的特征。你可能会问自己，我昨天用过的咖啡杯，是不是也有一个那种形状的把手？它的底部有没有一个缺口？它是不是比这个杯子更薄？与此相反，有证据表明，当需要确定以前是否看到过某张特定的脸时，你并不考察特征。你不会问自己，我以前看见过这个鼻子吗？那个人的眼睛是这种颜色吗？她的嘴唇是不是更薄？相反，你将一个人的脸作为一个整体来考虑。在不到一秒钟的时间里，你将一个人的脸的全部结构，与储存在你记忆中的内容相匹配。所有的人都成了识别人脸的专家，科学家们已经确定了支持这项非凡能力的具体脑部区域。虽然我们可能不会永远记住一个人的名字或是在哪里遇到她的，但我们通常会很快判断出曾经是否见过那个人。

　　基于前人的这些研究结果，卡里姆预测，如果我们为人们注入积极情绪，暂时扩展的思维可以使他们更快地对一张人脸"统揽全局"，使他们更好地认识陌生人。

卡里姆通过向被试注入积极情绪、消极情绪或中性情绪并逐一检测，进行了他的首次实验。然后，他向他们快速呈现了一系列的 28 张面孔，每张仅用半秒钟，照片之间有两秒钟的间隔。之后，他呈现一系列随机排序的 56 张脸，来测试他们对这些脸的识别。其中有一半的面孔是之前看过的。被试有足够的时间来考察这些面孔。他们的工作就是判断是否曾经看见过那张脸。

当卡里姆带着他实验的数据来参加实验室会议时，我们可以从他沮丧的表情很明显地看出来，他遇到挫折了。实验结果显示，拥有积极情绪的被试在人脸识别上并不特别具有优势。这说明我们之前所做的预测很可能是错误的。

我们对此困惑了好些日子，然后以不同的方式分析数据。把男性和女性的面孔以及男性和女性的被试区分来看。我们发现，在一组实验中，卡里姆使用了一系列包括白人和亚洲人的面孔的照片，每种各半，于是我们也用这种方式把数据进行区分。问题就在那时被破解了：积极情绪只提高了被试对亚洲面孔的识别速度。在更进一步的分析中，我们发现，当一组被试中大多数人都是白种人时，这种效应更明显。

完全出乎我们意料，漫长的一系列实验已经证实，人们在跨越种族界限的个体识别上，是臭名昭著地差劲。科学家们称这种现象为"面孔识别中的同族偏见"。似乎没有办法能改变这一根深蒂固的偏见，哪怕一个人已经在种族多元化的学校和工作场所度过很多年。当你试图确定是否曾经见过一个不同种族的人时，你采取的心理策略与你识别物体时所使用的一样：考察特征。我以前见过那双眼睛吗？鼻子的形状一样吗？另一个启示是，人们如此热衷于根据种族来区分他人，以至于他们错过了看见种族标签背后的那个人的机会。

事实上，科学家们发现，人们注意到别人身上的第一个特征就是种族。我们大约在 100 毫秒内就能注意到一个人的种族。相比之下，我们大约在 150 毫秒内会注意到他们的性别。而当看到某个和自己相同种族的人时，你一般不会考虑他的种族。你立刻就知道"他是我们中的一员"，这就给你留下了时间去接纳和欣赏他的独特之处。

由于卡里姆的发现出乎意料，且经过重复验证，我们认为它至关重要。另外则必须确保它不是一个侥幸的发现。卡里姆回到实验室去测试新假设，即积极情绪提高人们对于跨种族面孔的识别速度。为了使实验结果更加精确，他采用了许多不同的方法：用黑人的面孔来代替亚洲面孔；在识别测试即将开始的时候注入情绪，而不是在被试第一次看见面孔之前。每一次，同样的结果都再度出现。因此，这个效应很可靠：**积极情绪并非简单地减少了根深蒂固的种族偏见，它完全消除了它们。**在积极情绪的影响下，人们对另一个种族的个体的识别，变得和识别自己种族的个体一样好。

当我们的心灵被积极情绪温暖的时候，即使是一些把人们区分开来的诸如种族差异的因素，似乎也消失了。正如我所说的，是这个结果发现了我们，我们并没有刻意寻找它。在一个偶然的机会下，我们发现，当积极情绪流经你时，你所感受到的与他人的同一性也会延伸到陌生人，甚至是那些在你看来非常不同于自己的人身上。在积极情绪的影响下，你认识到"在我看来，我们都一样"。这与简单地归结为"他们在我看来都一样"不同，这表明我们都是人类，都是"我们当中的一员"。

积极情绪改变你的人际交往

不管是亲近的人，还是完全陌生的人，如果由衷的积极情绪让你看到你与他人的同一性，那么积极情绪也理所当然地会改变你与他人交往的方式。堆积如山的证据证实了这一点。一些关于积极情绪的最早的实验，是在 20 世纪 70 年代由心理学家先驱者爱丽丝·伊森（Alice Isen）进行的。它们揭示了这样一个真相，**当人们感觉良好时，更有可能对陌生人表现友好和提供帮助。**

在伊森的经典实验中，她通过送出让人意想不到的礼物，如一块饼干或一套文具，或是让他们得到一小笔横财——比如在公用电话旁边发现一毛钱，来让一组被试感觉良好。此后，相比没有收到礼物的那些人，这些人更可能自发地帮助一个陌生人捡起掉落的一堆文件，更可能自愿花时间帮助他人，比如替别人打电话。更近期的一些实验证实，同一性的感受驱动我们为有需要的人提供帮助。

当基于你与他人的同一性而伸出援手的时候，你就把积极情绪向外转化了。它从你的心灵和思想中转移到你与另一个人之间。并且，和消极情绪一样，积极情绪极具感染力。一旦"去到外面"，它就传播开来。在一定程度上，它会传播是因为人们会无意识地模仿周围人的情绪表现和面部表情。不过，那只是一小部分原因。积极情绪能传播，还因为它会引发对你和周围的人具有积极意义的连锁事件。

伊森的经典研究告诉我们，积极情绪会孕育有助益和富有同情心的行为。遗憾的是，大多数的科学研究仅仅停留在那里。那些早期解释遗漏的，是有助益和富有同情心的行为本身能培育积极情绪，并且是以若干相互联系的方式。

当帮助别人的时候，你会感到很欣慰，更确切地说，是为你选择慷慨帮助他人的行为感到自豪。正如我们在第 3 章中看到的，自豪感扩展了你的心理定向。虽然自豪感所激发的崇高梦想有时似乎不合时宜，但是一旦时机合适，它们大有推动你再次提供帮助的可能性，因为你已经将自己看作一个会有所行动的人。

现在考虑一下，被你帮助的人是用怎样的眼光看待同样的情况的。很大的可能是，他也感觉良好。他很可能会为收到意想不到的好意而非常感激。并且我们已经看到，感激会扩展他的心理定向，让他在回报于你或是向前传递给其他人的方面变得更有创意。不论是何种方式，他都倾向于将自己的积极情绪向外转化，为社会增添更多的善意。

积极情绪除了在你和被你帮助的人之间的翩翩起舞，那些目睹你善举的人也会感到很受鼓舞，他们能由衷地感到振奋并产生崇高的感情。积极情绪的这种色彩，也使人们想要亲自做好事。他们不是被动的旁观者，他们的心被打动了。当这些旁观者遵循这些感受而行动时，他们也为社会增添了更多的善意。

因此，正如积极情绪在你身上激起了像看见更多的可能性这种良性循环一样，从而让你在不断增加的积极情绪中振奋，因为积极情绪也在你周围不断激起良性循环。一旦将积极情绪释放出来，一旦任由它改变你对他人的行为方式，它就点燃了人与人之间的这些循环。随着这些循环的继续，你和其他人被激发着按照你们的良好感觉进一步地、一再地行动，将它们变为额外的善良之举。这样一来，积极情绪就能够改变整个群体。它可以在我们最需要的时候，创造更多的同情心与和谐。

积极情绪让你与自然更和谐

迄今为止，以上种种的科学证据告诉我们，当你感到由衷的感恩时，你是注入了积极情绪的，是带着深深的感激、真实的激励、由衷的喜悦或是令人心悸的敬佩。在这样的时刻，你的思维是敞开的，就像是当你坐在刚刚租来的敞篷车上，摇下车顶和车窗时体验到的感觉。你注意到存在于那儿的更多东西，你赞赏生命中伟大的奥秘，你能够以新的视角看到，你是某个比自己更宏大的事物的一部分。

同一性的感受往往与其他人有关，但并非总是如此，我们也可以感到与大自然的同一性。让我告诉你我体验过的一次强烈的同一性吧。当时我参加了为期 7 天的冥想静修，这是专门为利用冥想来研究思维和意识的科学家举办的。基本上，整个静修都是在沉默中进行的。所有活动都在没有语言的情况下进行，不只是冥想，而且吃饭、工作和聚会都是如此。全都沉默。我感到非常震惊，原来沉默竟是如此怡人。没有干扰，我的感官被加强了。我能听见小鸟的飞翔声，虽然我曾经认为这是无声的。我在最意想不到的地方看到了美。

每天早晨，我徒步穿过树林。那是马萨诸塞州的 1 月，寒冷又多雪。一天早上，我经过一棵倒下的巨树。树的下面露出盘根错节的树根以及泥土、岩石和其他植物，直径有两三米。我第一次意识到自己对于"土壤"和"树木"的观点是多么刻板。我以前总认为土壤是一样东西，而树木是另一样。那天早上，我意识到自己以前的想法错得多么厉害。土壤就是树，而树就是土壤。土壤，我脚下的这一片土壤，其实是野生物质的混合物，包括石头、死去的植物，还有更多更多。那棵倒下的树很快也会变成土壤。土壤并非固定不变的。它充满现在和过去的生命，不断地变化着。

那一周的后一段时间，我清楚地意识到，自己处在生命这个伟大的混合之中。几乎所有的树木都是光秃秃的，而我行走的小路被新落下的积雪覆盖。在丛林深处，我发现一片极其明亮的青苔，它们全都隐藏在一层白雪之下。我看着这片耀眼的青苔，一个想法突然跃入我的脑中，"我们无处不在！"我立刻知道，"我们"是生命本身，生命无处不在，并且我是它的一部分。直到现在，这个领悟仍然令我快乐。

那一周之后，我开始相信同一性不仅是一种观念，它就是"是什么"。积极情绪开启你的思维，让你去欣赏"是什么"。其他的时刻——中性的，尤其是消极的时刻，将"是什么"从我们这里藏了起来，使我们远离同一性的真谛。消极情绪特意地激发我们保护自己的冲动，这往往意味着后退并将自己与他人隔绝。而积极情绪告诉你，我们可以安全地认为，我们并非是孤立的。

从这里引申出的观点

你现在已经了解了积极情绪的一些基本理论。我与你分享的第一个核心真相就是，积极情绪使我们更开放。从广泛的实验中所获得的数据显示，人们的情绪状态和他们的人生观之间具有明确的因果联系。你的积极情绪越多，你的思维就越开阔。积极情绪实实在在地扩展你的视野，让你比通常所见的看到更多。

随着积极情绪扩展你视觉上的注意力，它还让你想出更多更好的主意。而当你面对问题时，积极情绪让你的解决方案更好。更重要的是，积极情绪和开放性相互依赖、相互促进，为你创造出一个欣荣向上的良性循环。

积极情绪也改变你对于自己和他人之间关系的看法。你用对"我们"的思考取代对"我"的思考。你忽略那些将你与他人区分开来的事情，比如种族差异，转而欣赏陌生人的独特之处。

积极情绪所带来的同一性感受，也激发你去对他人做正确的事。你冲破围困自己的茧，伸出援助之手。当你这样做时，你的积极情绪在你和你周围的人身上引起进一步的积极情绪，创造出更大的、欣荣向上的良性循环，围绕着你并涌入你身边的社会群体。

积极情绪将你与你真正的人性、他人真正的人性和生命本身的伟大奥秘相联系。积极情绪使我们更开放。带着这个全新的领会，你可以有更多的信心，相信自身的努力能够培养自己生活中由衷的积极情绪。

下一章我会向你介绍支持关于积极情绪的第二个核心真相的科学：也就是将我们变得更好的真相。你会发现它更加鼓舞人心。

证据表明，仅仅是想象一段快乐的回忆或是接受一份小小的善意，就能够带来积极情绪。它使人们在解决问题时，轻而易举地找到具有创造性的最佳解决方案。

带着积极情绪，人们觉得与生活中重要的人之间的关系更亲密了，与陌生人之间的关系也更加和谐了。

第 5 章
积极情绪会建构最美好的未来

> 积极情绪让我们能够全身心地欣赏周围的美好。它让我们降低了血压、减少了疼痛。我们不再总是感冒，睡得无比香甜。积极情绪会彻底改变我们的生活。

你一直在变化，不仅仅是衣服或发型，还有你的内部核心、你的存在本质。变化是规律，恒常则是罕见的例外。想一想此刻正发生在你身上的变化。你所知道的"你"，其实是数万亿一起生活和工作的细胞。它们中的大多数只能存活几个月甚至几个星期。当它们死去的时候，就会被新的细胞所取代。你生存多久，这个循环就持续多久。

细胞更新的节奏，因身体部位的不同而有所差异。你的味蕾只能存活几个小时；你的白细胞能存活 10 天；你的肌肉细胞能存活 3 个月左右；甚至你的骨骼也在不断更新。基于这些差异，科学家们指出，你每天大约更换 1% 的细胞。就是说今天 1%，明天又 1%，到下个月累积到大约 30%，到下个季度达到 100%。如果以这种方式看待自己和你的细胞，那么每 3 个月就迎来一个全新的你。也许，这与我们需要用大约

3 个月来养成新习惯或改变生活方式也有某种关系吧。我们无法把新颖的花招教给老去的细胞，而最大的希望在于教授新细胞。

曾经，科学家认为脑细胞与众不同，认为它们不会改变，而且它们还统筹安排身体其他地方的细胞的死亡和重生循环。但是，并非如此。甚至关键的脑细胞都是不断衰亡和重生的。你的每一个部分时时刻刻都在改变，大脑也不例外。更有趣的发现是，细胞的更新速度并非简单地遵循预定的脚本，而是取决于你做什么以及你的感受如何。例如，向你表明细胞是衰退还是生长的一个关键信号，就是运动。静止不动的生活方式会加速细胞的老化，而积极活跃的生活方式则加速细胞的更新。这一点对于你的身体和你的大脑，都是成立的。

你的情绪被认为是另一个关键信号。**消极情绪导致细胞衰退，积极情绪促使细胞生长。**于是，从一个非常基础的生物水平上来看，积极情绪能赋予人生命。

关于你的身体和大脑不断变化的本质，科学发现与积极情绪的第二个核心真相完全一致：它把我们变得更好。让我们来看看这一点是如何实现的。

妮娜的转变

问题多多的妮娜

我在妮娜 30 多岁的时候遇见她。那时她已经结婚 15 年了，并且有一个 7 岁的女儿。她是底特律一家大型电脑公司的技术分析师。第一次见面时，她向我描述她的生活充满压力，而她的工作尤其具有挑战性。每当公司里有人电脑出了问题，他们就会呼叫"服务台"。如果服务台解决不了，这时就轮到妮娜和她的同事了。她的工作是处理尚未解决的问题，直到它们被解决为止。她告诉我，工作给她带来很大的压力，以至于她只想回家把脑袋往墙上撞。

然后是她的母亲。妮娜的母亲最近被诊断出患了脑肿瘤。这给妮娜和她的家人带来很大的压力，因为医生也不确定肿瘤的具体情形、情况到底有多糟糕或者接下来会发生什么。

此外，多年来妮娜都非常渴望怀孕。她和丈夫都非常想再要一个孩子，但一个月又一个月过去了，他们的努力都失败了。她责怪自己，认为这都是自己的错。她在大部分时间里都感到抑郁和孤独。她总是哭泣，并患上了严重的头痛症。她告诉我，她的头痛就像是有人用棍棒打了她的后脑。此外，她还经常胃疼。

这就是我遇到妮娜时她的情况。和无数的其他人一样，她将她的生活描述为"单调乏味"。正如她所说的那样，她认为，"一切都了无生趣……我只是存在着。我与世界上其余的事物一样存在着……我只是挣扎更多……对我来说没有任何希望"。在最好的情况下，她也是衰弱颓废的，仅仅试图敷衍下去。而在最坏的情况下，她抑郁低落。事实上，她断断续续地在抑郁中挣扎多年了。我猜测，你能够在妮娜的情况中感到共鸣。你肯定有过那种情况，压力重重、不堪重负、精力过于分散。像妮娜一样，或许你也有过不知所措的时候，不知道生活中还有什么可以期待的。也许你也渴望更好的情况。

我认识妮娜，是因为她自愿参加我的一项研究，这项研究正好是由她的雇主赞助的。在 2005 年的 8 月，妮娜和全公司的人都收到了一封电子邮件，邮件宣布公司正在主办一个为期 7 周的冥想讲习班，以帮助员工更好地应对压力。这是免费提供的。妮娜报名参加了。她想："噢，我应该抓住这个机会，这也许能够帮助我！"

这个免费的讲习班是我所进行的研究的一部分。我与以前的博士生迈克尔·科恩（Michael Cohn）一起，打算通过一项控制实验来验证我的扩展与建构理论中的"建构"部分。我们随机地分配一组学员养成旨在提高积极情绪的日常习惯，对照组则继续如往常一样生活。我们想了解，是否一种特定形式的冥想——经过几百年的经验积累，对于增加由衷的积极情绪特别有效，会以某种方式，将人们的生活变得更好。

我们从妮娜和她的同事那儿收集了大量的数据。然而，即使是在堆积如山的数字中，妮娜的数据仍然引人注目。她的转变特别鼓舞人心，以至于当研究结束后，我特意写信给她，希望能对她做一次采访。这是我从来没有做过的事情。我是一个定量研究者，研究数字是我的毕生工作。然而，我的直觉告诉我，面对面地听到她的故事将意味着更多。我向妮娜询问她的故事，是因为我想与你们分享。我感觉到，她的故事可能会帮助我更好地描述，给你带来危机的是什么以及你为何要在生活中验证积极情绪的作用。当然，妮娜的转变很可能会为你的转变提供借鉴意义。

研究开始时妮娜的生活状况很差，她的积极率严重偏低，大约是1∶1。这并不会令人感到惊讶。我们已经知道，这是挣扎在抑郁症中的人们的一个典型比值。她很幸运，并且完全是偶然进入了我们的实验组。她很高兴能被选中。这意味着她不仅仅是简单地完成我们的调查，她还有机会参加我们在工作的午餐期间举办的冥想课。

第一次去参加讲习班的时候，陪她一起去的一个同事说："我认为你可以把它当作一小时的午睡！"而妮娜倒觉得试试也不错，她敦促同事："你一定要认真倾听老师在说什么，真正地倾听，并让自己放松一点，就这么释放你自己。"她的朋友继续把冥想课看作是午睡时间。妮娜想，好吧，不管你了。我要认真听课，你就尽管睡午觉吧。我是为了自己而来这里的。

妮娜的冥想老师是桑德拉·芬克尔，她在大学主修"公共健康"，并且已经教授冥想 20 多年了。桑德拉介绍了冥想的基本原则，通过集体冥想来引导讲习班的学员，并回答妮娜和其他人提出的问题。为了帮助他们建立日常冥想的习惯，桑德拉给了讲习班的每位学员一张 CD，她在上面录制了一系列的引导性冥想，以便他们在家里跟着做。引导性的冥想大约需要 20 分钟，不要求大量的时间投入。但妮娜并不总是使用 CD 来冥想；她发现沉默与说话的混合干扰太多。于是，她先听录音来掌握冥想的要点，然后边听她最喜欢的轻音乐，边自己进行冥想。

这门课程所教的冥想不同于妮娜以前遇到过的那些，它的目的是培养爱和仁慈的情感。在冥想中，妮娜发现她的身体放松，有一种柔和、酥麻的感觉。她感觉自己的身体到达了一片宁静的地方，这是一种非常美好的感觉。在这项研究开始之前，如果她下班回家时发现丈夫坐在那儿，就会问他："你怎么能在还有事情要做的时候坐下来呢？"她形容那时的自己"就知道跑，跑，跑，跑"。在冥想中她意识到：

> 始终都会有需要刷洗的碗碟，为什么我必须现在处理它们？不，我要坐下来放松，因为我喜欢放松时的感觉。在身体上，我现在感觉好多了。我的头痛不再那么严重了。我的胃不疼了。我已经学会了如何放松……我现在知道该怎么做了。这感觉很棒。我以前从来不知道如何放松，现在我可以真正地释放自己了。

她描述她对冥想的体验是"再次找到自己了"。然而，在同一时间，她逐渐意识到生活"不再是完全关于我的了"，她认识到生活是与他人开展合作和建立联系。"我们想要的都一样，"她告诉我，"我们都希望快乐。我们都希望被爱。"果然，妮娜每天在工作结束时完成的一分钟调查，记录了她情绪上的这些变化。慢慢地，随着妮娜开始更有规律的冥想，她的积极率上升了，最终达到了 6：1。

我大约在 3 个月之后回访了妮娜，想看看积极情绪的上升给她带来了哪些不同。好消息是，她几乎再也没有觉得抑郁、孤独和无助了，并且也不再头痛和胃痛了。

然而，妮娜的好转，远不止这些在苦恼和疼痛上的减轻。她比 3 个月以前要乐观和自信得多。她能够更好地把注意力集中在正在做的事情上。而且，当面对挫折时，她复原得更快了。她变得更有韧性。3 个月之中，妮娜的生活从衰退转变为欣荣。诚然，她在情绪上感觉好多了，并对人生有了更加积极的展望。但她的转变并没有因此结束，妮娜的积极情绪用焕然一新的方向感和目标感给她注入了活力。她发现自己与家人、朋友的日常会话变得更愉快、更有意义。现在，也是第一次，她觉得自己是社会群体的重要组成部分，她觉得自己正在为世界带来积极的变化。

在对妮娜的调查中，这些积极的变化清楚地显示出来。当我把她在研究结束时对于调查问卷的回答与她 3 个月前的回答相比时，我很明显地看到她在重要的方面有所成长。研究实验结束时，我们通常会问参与者发现了什么。在我们最后一次调查中，我们问他们在过去几个月里看到了什么样的变化。下面是妮娜所写的：

> 我感到对自己和身边的人更加有信心了。我不再对自己和他人那么苛刻。我变得比从前更加宽容。现在，某些东西开始从我的双肩"滚落"，它们不再骚扰我一整天。我能够在身体内部找到宁静，并且能够与身边的人分享更多积极的想法。谢谢你们将这项研究带到我的身边，我真的很高兴能有机会参与它。在这段时间间，我从课程中获得了很多知识。我不会停止冥想，它能够使我的灵魂放松和平静下来。

妮娜非常感激我们的研究为她带来的改变，而且，她极其珍视这些改变。在后续调查中，她把它们形容为重大的和持久的，影响到她生活的许多不同方面。她看到这些转变既在心理上影响了她对于自己和他人的印象，也在实践上影响了她在日常生活中如何采取行动并与他人互动。

当我们在一年后回访妮娜时，她说，这些深刻的变化从那之后一直保留在了她生活中的。事实上，她把它们看作是永久的。她继续定期进行冥想。当我们问她为何觉得她的变化仍在继续时，这是她写下的：

> 我觉得我在精神上不断成长。我更加善待自己；我不再像参加课程之前那么焦虑；我用不同的眼光看待人们的个性，并与他们有更多共鸣。在研究完成后，我继续冥想。我对自己和身边世界的善意不断增长，并且终于怀孕了。我认为这项研究不仅提升了我的生活，它还帮助了我的灵魂成长。我感受到了我对家庭和朋友这么多的爱。现在，比起开始冥想之前，我能更多地从小事情上获得乐趣。我注意到大多数人往往忽视的事情：早晨的日出，傍晚的夕阳，还有雪花的晶莹。冥想对我的生活和灵魂产生了很大的影响。我重续旧日的情谊，原谅那些伤害过我的人，和他们言归于好。现在，我更加享受生活，与我的丈夫、女儿和双胞胎宝宝们一起幸福生活，守护着我的孩子们成长和学习。

阅读妮娜在后续调查中的记录，我的毛孔都张开了。我擦拭着开心的眼泪，告诉丈夫，妮娜为了受孕所做的努力以及双胞胎宝宝是因积极情绪而降生的。他知道她的故事对我来说意味着什么。几年前，他和我也为了让我受孕而苦苦挣扎。作为一名科学家，我采用了一种非常数据化的办法来帮助自己受孕。我为体温制图，并大量阅读关于生育科学的书籍。采取这些做法时，我和妮娜搭上了同样的情绪过山车。随着时间流逝，我心力交瘁。

然后，某个问题提醒了我。如果积极情绪能扩展和建构，那么我们的处理方法就都错了。我并不需要创建图表和学习资料，我需要的是培养爱并享受我与丈夫之间的关系。毕竟，积极情绪改变着我们的激素水平。但是，这些变化足以让一个卵细胞对精子的通透性更强、增加受孕的概率吗？积极情绪在两人之间建立的"同一性"是否具有一种物理基础，甚至能带来新生命呢？我准备用我自己的生活来实验。毕竟，我没有什么可损失的。果然，在我和丈夫决定抛开数字并重新发现对彼此的爱的那个月，我怀孕了。我甚至知道受孕的确切日子——那种在我与丈夫间燃烧的爱意让我们心灵相契。当然，我的经验在这里没有提供任何科学证据。事实上，生育专家长期以来一直建议想要孩子的夫妇减少压力。成堆的科学研究表明，**压力和消极情绪会降低妇女的受孕概率**。但是消除消极情绪就真的够了吗？也许积极情绪才是真正起作用的。毕竟，我为受孕所采用的第一个数据性的方法并不是特别消极的，但它也几乎没有快乐可言。

由于我自己的可爱宝宝们是在积极情绪中降生的，因此我总是建议女性朋友们通过培养自身与配偶之间由衷的爱和快乐，来面对生育问题。每个朋友都很快怀孕了。同样，这也不是科学证据。也许没有我的建议，这些朋友也能怀孕。终有一天，我要找一个可以和我一起来测试这个假设的合作者。但在此之前，培养积极情绪肯定是没有坏处的。

妮娜的故事清晰地表明了接受性以及保持开放是如何建构积极情绪并触发良性循环的。当我后来对她进行访谈时，她告诉我，在研究开始之前，她试图控制一切。并且当事情不如意的时候，她对自己非常苛刻，"每到月底，那个月的时光就要流逝的时候，我就会在浴室里哭泣。这真是可怕……总是执着于'我做错了什么'"。参与我们的研究让她更了解自己了。11 月份研究结束时，她告诉我说："我只是告诉自己，我们并非注定是一个三口之家。我只是随它去了……通过冥想，我能够找到一些宁静……到 12 月底的时候，我发现我怀孕了。"

除了得到了她的新生儿，妮娜还描述了她生活中其他的重要变化。在工作中，她过去会逃避某些求助，有时是因为这个问题太困难了，有时是需要她帮助的那个人把她"逼疯了"。在她的生活中，她始终是"那个害羞的人"。但是，在研究完成以后，她发现自己会接受更加具有挑战性的求助，并且对于难题和难相处的人更加开放。她想到她可能会学到一些东西。她开始更积极地与别人谈话，并让自己的出场率更高。她不再是远程连接人们的机器，而是会去找到他们并在对方的办公桌旁坐下。她会与人联系，而不仅仅是与机器。这对她来说是全新的。"我过去会坐在他们的办公桌前说，'好了，修好了，我可以离开这儿了'。现在我很从容。我现在比过去任何时候都更多地去与他人取得联系。"

妮娜告诉我，她也感到与家庭更亲近了。当然，他们仍然会争吵，但她学会了少一些对抗和以自我为中心。她更擅于从他们的角度看待事物了。她甚至与一个认识了 25 年并且曾在她的婚礼中担任伴娘的女人修补了中断的友谊。因为某件事情，9 年前她们发生了一场巨大的争执，就不再和对方说话了。她说："争吵之后，我们再也没联系，我就当她已经死了。"但参加这项研究的不久之后，她的老朋友给她发了电子邮件。起初妮娜还很疑心。喝着咖啡，她向我叙述了在看到朋友的电子邮件后的第一反应：

"她联系我是为了什么？我以为她已经死了呢！"我起初非常冷漠，因为 9 年前发生的那件事情给我留下的印象太深了。然后我告诉自己，"你知道什么呢？就和她见见吧。你们以前是那么要好的朋友啊"。噢，我的天啊！那真是太棒了！我见到了她，并且我们俩都——在停车场里，我们竟哭了！我们有很多共同点。她有3个孩子，我也有3个孩子。我们就这么与彼此联系起来。这几乎就像是她成长了一些，我也成长了一些。我对自己的感觉更好了，我感到我可以接触到她的内心……我真希望我在很久以前就拥有这些工具，那样也许我们不必分隔9年。这是从这项研究中我得到的另一项宝贵财富。我重新挽回了我伟大的朋友！……我真是很开心，我们又拥有彼此了！

妮娜在问卷中回答，这项研究帮助她找到了她生命中的目标，我请她再多告诉我一些，她是如何逐步实现那个目标的。她停顿了一下，然后，静静地、怀着极大的崇敬，告诉我，"我一直在试着去传播爱、传播和平。我试着将人们从坏心情中拉出来"。无论是与杂货店的收银员、工作中的客户，还是她的家人和朋友，妮娜都有故事讲述，她现在是如何在日常接触中向他人伸出援手、并试图让他们打起精神，努力在她力所能及的任何小事情上帮助他们。由于我们的研究，她现在尝试带着积极情绪度过生命中的每一天，活在当下，"老实说，我认为冥想对我的生活产生了巨大的影响……我的灵魂成长了。我感受到了更多的宁静。我想这就是通过感受更多的宁静，来让一个人获得灵魂成长。我希望战争可以停止，但是在人们能够向他人传播和平之前，他们需要先在自己身上找到和平"。

这带给我难以言喻的喜悦，因为我了解到，通过使用我们给她的、用以增加积极情绪的工具，妮娜改变了她的生活。她把自己变得更好，从一个衰落失败的悲惨状态，变成令人振奋的、欣欣向荣的状态。她很投入，把时间和精力投在积极情绪上。她的努力得到了很大的回报。在短短的3个月里，她确实改变了自己的生活，并成为积极情绪的指明灯。她的转变简直令人震惊。

大多数人都能够与妮娜起初的空虚感产生共鸣，与压力、挣扎、单调乏味和死水般的衰败过程产生共鸣。也许你现在就正在其中跋涉，经历生活的种种，却几乎没有活着的感觉。现在想想你自己的故事，从现在开始的 3 个月里，假如你像妮娜一样，决定实验积极情绪；假如你致力于使用催生更多喜悦、更多宁静和更多爱的方式，改变日常生活方式（冥想并不是唯一的方法，许多途径可以带来同样的结果。这本书的第二部分介绍了不少增加积极率的方法）；假如你在未来的 3 个月中试着使用它们，你的故事会在哪些方面和妮娜一样？你会在哪些方面与她不同？你将如何借鉴妮娜转变的故事，把自己抛向最好的未来，抛向自己惊人的转变？

妮娜只是我们帮助的许多人中的一个。像妮娜一样，数百人参加了我们关于提升积极情绪的研究，那些在工作和家庭中努力维持平衡的男人和女人，有的比妮娜年轻，有些更年长，有些挣钱更多，有些挣得少，有些花费着同样的或更多的时间来学习如何变得更加积极，有些则花的时间较少。成功的事例比比皆是。

积极情绪建构成功的你

这种更好的生活会给你带来什么？什么会被建构？在我的学术工作中，我使用"资源"这个包罗万象的术语来描述收获的东西，它代表你的储备——当你面对挑战、挫折或新的机遇时，你能够用到的、任何持久的部分。它是你工具箱里的工具，可以为你效劳的资源。这个术语美在它足够宽泛和灵活，足以涵盖积极情绪能够触及的广泛范畴。积极情绪能够帮助你在心理上、精神上、社会上和身体上不断成长。

积极情绪建构心理优势。这些日子，学术界有很多关于性格的讨论。它来自哪里？你生而有之吗？是你的父母把它给你的，还是你的学校教育？关于性格的典型讨论的一个缺点是，它认为你的优势是不可改变的。然而，鉴于我们的身体和大脑不断变化的性质，我认为将心理优势视为习惯更合理。想象你自己正要改变一种习惯。我猜你会想象花费很多的努力，进行深思熟虑的思考甚至训练。换言之，你会计划出一个正式的程序来把坏习惯变成好习惯。但是你的习惯也可以偶然地改变，无须努力、思考或计划。你的习惯可以随着生活中积极情绪或消极情绪的积累而改变。

想一想妮娜的转变。在她之前的人生中，她是害羞的。她缺乏信心，总想着自己的失败。她觉得她只是苟活着。现在，她是一个向别人张开双臂的人，接受着充满挑战的要求。现在，困难就这么从她的双肩滚落。她的生活第一次有了目标。积极情绪在她身上建构了这些心理优势。她并没有接受自信培训或去复原学校，她只是变得更加开放。随着时间的推移，开放性改变了她的生活。

我已经在实验研究中多次看到这样的成长模式了。**在生活中体验到更多积极情绪的人能够在心理上迅速成长，他们变得更加乐观、更加坚韧、更加开放、更容易接受、更有实现目标的决心。**当然，拥有所有这些良好的素质可以带来积极的感受。然而，研究证实，因果箭头也可以按相反的方向行进。积极情绪能够建构这些良好的素质——在我们所有人身上。

积极情绪建构良好的心智习惯。你的心智习惯怎么样？你是不是经常发现自己做一件事时却想着另一件事？你是否有过把全部精力花在思考事情上，以至于无法全身心地欣赏你身边自然的美好、孩子的笑声或是你的另一半做饭时从厨房里飘出的香味？从第 4 章描述的研究中，我们知道积极情绪让我们向此刻开放，使我们能够更加接受和欣赏周围环境。从研究中，我们也知道积极情绪可以建立开放性这一持久的心智习惯（mental habit）。换句话说，当我们的被试通过冥想来敞开心扉时，他们提升了对积极情绪的日常摄入。3 个月之后我们发现，这种更高的积极情绪创造了更多开明的心智习惯。我们的被试习惯性地对他们的周遭环境变得更有意识、更用心领悟。他们更善于品味生活中好的方面；他们更善于考虑达到目标的多种不同方法；他们可以找到解决问题的多种途径。这些变化反映的并非只是积极情绪一时的效果，而是持久的心理变化。随着时间的推移以及不断的练习积累，积极情绪也能够在你身上创造这些同样的心智习惯。

积极情绪建构社会联系。积极情绪所创造的开放性，在人际关系上具有某种惊人的效果。最重要的是，你的积极情绪对身边的人有激励作用。这在很大程度上是让你有吸引力的原因。此外，它是具有感染力的。当你分享自己的喜悦时，也点燃了别人的喜悦，这是一个能够建构持久的社会关系的过程。你敞开心扉与别人分享的由衷的积极情绪越多，你与他人之间的关联性就越强。这对于妮娜来说是毫无疑问的。在参与我们的研究以后，她与客户、家庭、朋友甚至陌生人，都相处得更好了。

感激的情绪很好地说明了这一点。由于感激开启了你的心灵，让你产生这样一种冲动，让你想要为对你好的人做些好事。科学家们认真地研究了表达由衷的感激所带来的后续效应。

有证据显示，在表达感激时，无论是用语言、好意，还是礼物的形式，我们都滋养了自己所拥有的关系，帮助它们变得更坚固、更紧密。事实上，年轻人在收到一份精心安排的情人节礼物时，对他们心爱的人所表达的感激程度，能够预示他们的关系会持续多久。当大学新室友向彼此表达感激之情时，他们会成为亲密的朋友。

即使在长期的亲密关系中，积极情绪的影响也是巨大的。科学研究表明，配偶间共享的欢笑和愉悦时刻可以加深他们的关系，让彼此都更加满足。其他研究表明，互相表达较高水平的积极情绪的夫妻，能建立起重要的储备资源，以帮助他们渡过一些不可避免的困境。据统计，他们很少会离婚。在和他人一起分享你的积极情绪的过程中，无论是通过欢笑、善意，还是由衷的微笑，你都传达着这样的信息："让我们一起来建设一些东西。"并且，无论你是建立一个临时的联系还是持久的关系，这些纽带创造出的社会结构都能将你编织进身边的社会世界中。

积极情绪建构健康的身体。想想你的身体健康状况。我们一般认为，变得更健康会令人喜悦，或者说生病会破坏积极情绪，然而科学家们开始认识到积极情绪和健康之间更深的联系。还记得妮娜的头痛和胃痛吗？当她学会了如何深深地放松进入积极情绪后，她的痛苦便消散了。我们在她同事的数据中也看到了类似的健康改善。在他们提高对于积极情绪的日常摄取后，人们发现自己更健康了。他们的咽喉炎更少犯了，反胃也更少出现了，甚至痤疮都变少了。

现在，专家们已经将积极情绪与健康指标相联系。举例来说，人们的积极情绪能产生较低水平的压力相关激素以及更高水平的成长相关和人际关系相关的激素。积极情绪也能提高人体内的多巴胺水平，加强免疫系统的运作，并降低人体对压力的炎症反应。带着积极情绪，你确实浸入了一种疗效显著的药汤。这并不奇怪，积极情绪会降低血压、减少疼痛、带来更好的睡眠。积极率高的人患病的可能性也较低。他们不太可能有高血压、糖尿病或中风。科学家们已经证实积极情绪能延长人的寿命。揭示积极情绪的健康效果后，下面我将开始讲述故事。

让我们来谈一谈爱。你怎么知道你的伴侣爱你？语言可以告诉你，但你没有发现拥抱能告诉你更多吗？想想上一次从你的伴侣那儿得到的一个长长的、紧紧的拥抱。不是那种你们用来打招呼或说再见的快速拥抱，这仅仅相当于脸颊上轻轻的一吻，我指的是一个真正的倾心拥抱。你和你的伴侣用臂膀搂着对方并紧紧抱住。这样的拥抱能持续一分钟而不是一秒钟。当我需要这样的一个拥抱时，我会告诉我的丈夫，"我要充电"。因为我发现我们的倾心拥抱能让我重振活力。也许你也感受到了这一点。

我最近与凯瑟琳·莱特（Kathleen Light）共进了午餐，她对拥抱以及其他形式的肢体动作如何影响一个人的健康做了开创性研究，是一位享誉国际的科学家。她发现，爱的触摸对身体有诸多益处，并且影响不只是一时的。每天得到倾心拥抱的人，实际上比没有这种拥抱的人具有更高水平的催产素和更低的血压。这些结论在对动物进行的实验研究中也体现出来了。在一段时间里，肚皮上被爱抚的动物比没有被触摸的动物拥有更高水平的催产素和更低的血压。这对于掌握了如何以爱的方式来触摸伴侣的头部、颈部和肩膀的人类夫妻也同样适用。

那么，通过频繁的亲密的身体接触，爱确实深入你的皮肤以下，让你更健康。我喜欢莱特关于拥抱的研究，因为它们反映了积极情绪的建构效应。虽然任何一个鼓励性的拥抱或瞬间的积极情绪都不太可能改变你的生活，但是拥抱或积极情绪的缓慢而稳定的积累，会产生巨大的效果。因此，在日常生活中找一种能增加获取真正的、倾心的、紧密的拥抱的方法，你将不仅能释放和收获良好的感觉，并且随着时间的推移，你也会更健康。

从这里引申出的观点

我想你应该听过推销员们宣称他们的产品或服务将会"改变你的生活"。如果你和我一样，认为这种吹嘘式的口号只不过是为了影响你的消费决策而提出的口号，那么这表明你并不信任这种一刀切的论断。你为什么要买它？哪里有证据表明生活会改变？

我是科学家，不是推销员。我会仔细地选择我的语言，会谨慎地提出有依据的论断。在 20 多年的职业生涯中，我磨炼了我的语言，以防止夸大的叙述。但是在这里，纵览关于积极情绪的建构效应的最新科学证据，我能有信心地说：积极情绪能够改变你的生活。

妮娜对她自己的转变的叙述引人入胜。对于你们当中的一些人，她的话就足以激励你们去实践积极情绪。但她只是一个人。也许你和妮娜一点都不同，又或者，你已经对证据疲倦了。如果是这样的话，也许你可以像我一样从数字中找到安慰。这就是关于积极情绪的实验研究所提供的：100 多个关于个人变化的案例，通过科学严谨的计量方法收集起来的。证据表明，当人们提高对于积极情绪的日常摄入时，就改变了自己的生活。有些人可能需要这样的证明，然后才愿意在自己的生活中培养更多的积极情绪。

无论以哪种方式，你现在都知道了积极情绪的影响并非随机的或孤立的，它们是可以预见的和彻底的。你的生活是一块交织着心理优势、心智习惯、社会关系、身体健康和更多东西的复杂的地毯。在短短的3个月里，积极情绪能够改变这些方面。在更深的层次，积极情绪会改变"你是谁"。这些变化可以使生命本身更加充实。

这是关于积极情绪的第二个核心真相：它把我们变得更好。 并且，你越好，就越善于面对生活中的各种挑战。困难是不可避免的，它们不会因为你提高了积极率就消失，但是，它们可以变得更容易应付。在下一章中我会说明怎样做到这一点。

消极情绪会加速细胞的老化，而积极情绪会加速细胞的更新。这一点对于身体和大脑来说都是成立的。

积极情绪能够帮助我们改变坏习惯，让我们思维更加开放，让我们与他人的关系更加紧密，还能够让我们更加健康。

第6章
积极情绪让我们百折不挠

积极情绪让我们充满希望地看待挫折和失败，给我们从困难中恢复的力量，使我们更加坚韧和坚强。

坏事情会发生在我们所有人身上。当它们发生时，多数人会崩溃或发牢骚，而少数人会恢复过来重新面对世界，并且常常变得比以前更强大。你是否曾经好奇，是什么产生了这样的差别？我的研究表明，积极情绪也许是那些从挫折中恢复过来的人们保守得最好的秘密。

我小时候听人们说，"每个人都还记得肯尼迪被枪杀的那天他们在哪里"。可我不记得，那时我刚刚从胚胎变成胎儿。

"9·11"事件后的笑声

对许多美国人来说，"9·11"事件是他们人生中的标志性事件，就像肯尼迪遭暗杀一样。

当时我正在明尼阿波利斯的姐姐家。我在前一夜飞过去，参加因病去世的表弟的葬礼。他的逝世让我很难过。他已经结婚了，有两个年幼的孩子。我们的年纪差不多，而且他也是一位教授，主持科学研究。在一次家庭聚会中，我们还分享了各自的研究项目。

因此，那天早上，当我们为中午的葬礼做准备时，姐姐接到她丈夫在上班途中打来的电话，他连声说："快打开电视。"我们打开了电视。这时第一座大楼已经被击中。悲痛的我们在慌乱中瘫进沙发。这是个意外吗？我们想着。接着第二座大楼也被撞了。在心跳的一瞬间，我感到整个世界不再安全了。

当我们驱车前往在几个城镇以外的教堂时，姐姐和我都麻木了。然而，当进入教堂参加这个悲伤的仪式的时候，我的心情开始平静下来。世界还将继续运转下去。

人们在亲人去世的时候，仍然会走到一起，用拥抱和善言来安慰彼此，来给予和接受爱。我的心扑向了表弟的两个儿子。如果我的世界在恐怖主义这个新的阴影下不再感到安全，我可以想一想他们的感受。

我们在从教堂开车到墓地的途中打开了收音机，得知所有的航班都被取消了。我的心一沉，那晚我本来是要飞回家，回到我的丈夫和刚出生的儿子身边的。

走到墓地时，气氛异样地沉寂。虽然正被家人围绕着，但我还是感到非常无助。我要想办法回到我的家。我渴望抱着我的孩子，并在丈夫的臂弯中感受安慰。

混乱的几个小时过去了。我打电话给每一个租车公司，但没有一个地方接受订车。最后，我打给美国铁路公司。感谢上帝，我拿到了 9 月 12 日从明尼阿波利斯到安阿伯的最后一张火车票。加上在芝加哥转车，这将是一段接近 17 个小时的旅途，但它是值得的！

9 月 12 日的火车上全是航班被延误的乘客。那一天，这群陌生人都在交谈。他们分享着自己的"9·11"故事，以及他们对于生活和工作在双子塔附近的亲朋好友的关注。每个人似乎都有一条与纽约相连的纽带。所有的心灵都在同情、脆弱和许多混合的感受中非常柔弱。

我和坐在我身旁的男子就像失散多年的朋友一样，分享了我们的故事和对彼此的关心。美国从此以后会变成什么样子？下一次坐飞机会是什么感觉？然后，他问我是否认为人们还能和从前一样。我想了一会儿。我听见火车上围绕在我们周围的对话和交流的"嗡嗡"声，时不时就有一阵笑声从车厢的某个地方迸发出来。

"你听到了吗？"我问我的同伴，"人们在笑。我认为他们已经和原来一样了。"受伤了，是的，但仍然和以前一样。

———————————————————— POSITIVITY ————————

艰难的时期不可避免地会带来消极情绪。一不留神，消极情绪狭窄的思维定向就会把你拉进恶性循环，消耗你的生命。然而，即使在看不见的力量把你往下拉的时候，你还是可以选择不同的道路。你可以在消极情绪的恶性循环中刹车，并恢复过来，关键是要发现你内心中由衷的积极情绪的源泉。

积极情绪可以松开消极情绪对你精神的钳制，它会打开心灵和思维，使你面对更多的可能性。这样，它就把你放入了一个良性循环，一个穿越黑暗时期，把你领回高地，让你变得比以前更强的积极的轨迹。

是的，我们都可以惊人地坚韧。事实上，这是你与生俱来的能力。你可以弯曲而不断裂，最终，你能复原。好消息是，你已经拥有复原所需要的东西了——你内在的积极情绪源泉。那些喜悦、爱、感激和激励的瞬间将消极情绪赶走，并给恶性循环刹车。我已经发现，积极情绪就位于人类韧性的中心。

积极情绪给恶性循环刹车

我在 2001 年 9 月 12 日临近午夜的时候回到了安阿伯。在陪了家人一两天之后，我回到了工作中。我当时正在休假，并忙于写我最了解的东西：积极情绪。然而，我为疑问苦恼着。我在想：谁会在意？老实说，我感到积极情绪的科学在这个充溢着恐怖主义的新时期不再重要了。第一次，我对我毕生工作的价值提出了质疑。

我在这种令人沮丧的恐惧中滞留了大约一天，然后突然意识到，和大多数美国人一样，我对世界上发生的事情和"9·11"的悲剧感到心烦意乱，沮丧把我拉入了消极情绪的深渊。

然后我想起了几天前在火车上欢笑的那些人。难道他们的欢笑不重要吗？过去的工作告诉我不是这样的。我所发表的研究数据表明，积极情绪可以是一条生命线——一个应对逆境的重要方法。我开始考虑要如何才能最好地检验这个想法，那就是即使是现在，在整个国家的悲剧之中，积极情绪仍然是有价值的。我立即重振了活力。

然后，我想起了之前完成的一项大型研究，用一个简单的问卷测量了 100 多名大学生的韧性水平。也许我们可以再次找到这些人，来考察"9·11"之后他们韧性的情况。他们在韧性调查中的排名，是否能正确地预测在这些艰难时刻的表现呢？如果可以的话，积极情绪是不是他们复原能力的重点？我们在几天内重新联系了这些学生，并请他们回来完成后续的调查。

当重新联系此前做过韧性测量的这些人时，我们问了他们很多内容。我们请他们描述在"9·11"以后，他们所经历过的、在某种程度上与袭击有关的压力最大时的情形；我们问他们对几种积极和消极情绪的感受频率；我们也测量了他们的心理优势，包括乐观、安宁和生活满意度；最后，我们让他们报告在"9·11"以后的日子中，经历过的任何抑郁症状。

这些大学生住在密歇根州的安阿伯，远离爆炸点。尽管如此，和大多数美国人一样，他们在"9·11"以后也经历了相当大的压力。他们担心生活或工作在纽约或华盛顿的朋友和家人，害怕未来可能发生的恐怖袭击和战争。有些人害怕坐飞机；有些人害怕去参加足球比赛。

密歇根体育场是美国最大的露天运动场，并且在比赛日总是爆满，坐着超过 11 万的球迷。一些球迷担心，他们心爱的"大房子"现在是一个突出的恐怖袭击目标。因为比赛日当天，会有数十驾拉着条幅的飞机在体育场盘旋。那个赛季，所有在比赛日的航班都被禁止了。

对于韧性如何运作，我们从这些学生身上学到了很多。在韧性调查中得到高分的那些人，确实表现出韧性。他们比得分低的那些人复原的速度更快。在"9·11"以后，感到抑郁是正常现象。然而，那些具有坚韧性格的人，表现出的临床抑郁症信号最少。他们甚至在某些方面有更强的心理成长：与"9·11"以前相比，他们甚至变得更乐观、更宁静，在生活中更充实。对于压力，具有坚韧性格的人显然比其他人应对得更好。

然而，**在具备韧性和不具备韧性的人之间，最关键的差异是他们的积极情绪**。这是具备韧性的人更少会抑郁和有更多心理成长背后的原因。总之，我们发现，韧性和积极情绪携手并进。如果没有积极情绪，就不会有复原。

乍一看，你可能在想："他们为什么会感觉良好？这些人是不是把脑袋埋进沙堆里了？"这些是很好的问题。如果人们通过否认现实而复原怎么办呢？或者通过自私地只考虑自己的幸福？如果是这样，那么复原就需要付出逃避真相和抹灭同情心的代价。

我们的数据表明并非如此。事实上，那些具有或多或少的韧性的人，在袭击后也表现出了类似的压力。根据全国范围内的调查，"9·11"之后几乎每个人都感到愤怒、悲哀和害怕。我们的被试也一样。不管在韧性调查上的得分是高是低，他们的消极情绪都上涨了。他们也对那些新增的痛苦感到关切和同情，并且同情超过了其他所有的情绪，甚至超过愤怒、悲伤和恐惧。

　　复原的人们并没有否认现实或自私。像其他的每个人一样，他们也因消极情绪而痛苦，也被同情心触动。但是混合着痛苦和忧虑的同时，他们也体验着积极情绪。也许正如我在那列火车上的同行乘客一样，这些坚韧的学生在与他人交流时，感受到了快乐、爱和感激；也许他们为当地社区和全球各地高涨的凝聚力和同情心所激励，并感到敬佩；也许他们对于世界上正在展开的事件深感好奇，并在这个艰难时刻，面对严酷现实，对未来充满希望。无论是哪种情况，像这样的积极情绪正是让**这些人与众不同的地方。积极情绪让人们在抑郁的恶性循环上刹住了车，并把这些人放到了促进成长的良性循环上。**

　　"9·11"事件震惊了整个世界。我恰好有相关的数据，能将一大群学生根据他们的坚韧性格进行排列。令人印象深刻的是，危机前对于人们的韧性的测量，能够预测他们在恐怖袭击发生后惶恐和不安的几周中体验到的积极情绪的程度。并且，积极情绪被证明是使某些人能够复原和强大起来的活跃因素。我对于自己及时找回对积极情绪的信念，并且收集了这些令人大开眼界的数据，觉得非常幸运。积极情绪是重要的，尤其是在艰难的时刻。

　　在我发表这些结果后的几年里，其他研究者已经独立地检验了我的论断，即积极情绪是促使某些人具备坚韧性格的活跃因素。虽然我们测试的是年轻人，但是另一个值得注意的系列研究测试了 60 岁以上的老年人。我们追踪了人们在国家危机后的反应，而这些研究追踪了人们在个人危机后的反应，从轻微的日常压力到重大的生活事件，比如失去配偶。在一个又一个研究中，正如我们所看到的那样，研究者们发现，能够很快复原的人，在面对压力时表现出了更多的复杂情绪。

当压力来到你家门前的时候，积极情绪是否从窗口飞走了呢？对于很多人来说是这样的，但不适用于那些在韧性调查中得到高分的人。这些人没有完全屈服于消极情绪，还保留了积极情绪。他们的情绪更加复杂，因为他们的积极情绪与消极情绪并排地坐在一起。他们并不否认存在消极情绪，但也不沉溺于其中。正如我从自己在"9·11"以后的研究中所看到的那样，提升积极情绪的这种能力，意味着更快消散的压力反应和不断升级并持续多日的压力反应之间的差异。因此，不管你是年轻、年老还是介于两者之间，积极情绪都很可能是你在危机中最好的资源，它正是你所需要的、用来扭转恶性循环并跳回原位的东西。

深藏体内的"重置按钮"

让我们拉近镜头来近距离地查看韧性的内心，即具有坚韧和不够坚韧的性格的人，他们的心脏在面对压力时有什么不同的反应？在早期的实验室研究中，我通过考察人们的情绪和血压的高低起伏，仔细地研究了韧性的潜在机制。当你感到焦虑时血压上升，这一点也不奇怪。令人惊讶的是，你有一个隐藏的"重置"按钮——积极情绪掌管着血压的这些峰值。**良好的感觉不仅清除了不良情绪，也让你的内心平静，并使血压迅速恢复到正常水平。**

下面我将讲述我们是如何发现这一点的。被试来到我的实验室，参加一项关于情绪和心血管反应的研究。他们坐在舒服的椅子上，我的一名研究生会把微型传感器贴在他们的皮肤上，以便随时追踪他们的心率、血压及血管收缩的变化。当被试慢慢适应这个有些陌生的情况以后，我们继续追踪这些心血管指标几分钟。我们想知道，在没有什么特别的感觉时，每个人的心脏是如何搏动的。然后，我们向他们施加一定的压力，要求这些被试准备一个演讲来谈谈"为什么你是一个很好的人"。

为了进一步构造心理压力，我们说会对他们的演讲进行录像，并让他们的同伴来评分。正如你想象的，这个出乎意料的公开演讲任务会让人焦虑。事实上，这正是我们的目的——让参加这个研究的每个人都感到焦虑。而且我们完全成功了！从被试那儿收集的口头报告以及追踪的心血管变化的指标中，我们知道了这一点。所有被试都心跳加快，血压上升，静脉和动脉收缩。

当达到让每个人都焦虑的目标后，真正的实验就可以开始了。接下来，我们让被试将注意力从演讲任务转移到其他事情上：一个简短的电影片段。我们随机分配了四个不同的电影片段，其中两个是积极的：一个通过展现海浪来唤起宁静，另一个通过展现一只小狗与花朵玩耍来唤起轻微的逗趣；一个片段是消极的，通过展现一个小男孩为所爱之人的去世而哭泣来唤起悲伤的情绪；最后一个片段是中性的，只是一个旧式计算机的屏幕保护程序，显示着色块堆放的抽象画面。

对于我们在这个实验中所使用的两个积极电影片段，你需要注意的是它们有多么简单。当人们在正常观看条件下观看时，也就是说，当他们没有为公开演讲感到焦虑时，这些电影片段没有引起被试的心血管指标的任何变化。

而在实验中，我们已经提前告诉了被试，电影片段一旦开始，就意味着他们摆脱了发表那个可怕演讲的困境。从电影片段开始的那一刻起，就开始追踪被试积极情绪的效应。我们追踪经过多少秒，被试对于演讲任务的心血管反应才回到他们在静息时的基线水平。我们了解到，一些人的心脏在几秒钟内就平息了，而另一些则需要一分钟以上才能平静下来。在这里，积极情绪又一次导致了差异。被随机选中来观看海浪或玩耍的小狗这样积极片段的被试，心血管恢复得最快；而观看中性或消极情绪片段的那些人恢复得最慢。

我把这个称为积极情绪的"还原效应"（undo effect）。**积极情绪可以平息或"还原"消极情绪的心血管后遗症。**这是隐藏在你体内的重置按钮。当你面对压力和消极情绪时，你无法阻止心脏跳得更快速、更剧烈。但是，带着积极情绪，你可以约束这些反应并很快恢复一颗平静的心。

再回想一下，我们所使用的积极片段在正常的观看条件下，没有改变人们的心率和血压。因此，在正常情况下积极情绪不会对你的心脏"做"任何事，但它们可以"还原"消极情绪引发的偏差。在这个核心的身体水平，积极情绪让消极情绪刹了车，并使你在身体和情绪上都恢复原状。消积情绪导致的长期的心血管应激反应可能会引发心脏病，因此这个还原效应可能就是积极情绪帮助我们保持健康的一个主要方式。

关于积极情绪"还原"消极情绪的能力，我所做的早期实验是很重要的，因为它们表明积极情绪持有令人康复的钥匙。在这些实验中，心血管复原最快的那些人并没有什么特别的地方。

事实上，他们完全是被随机地分配去观看积极的影片的。此外，两种不同形式的积极情绪比如宁静和逗趣似乎同样能帮助加快复原，这使我更加坚信，它并非只与影片中的海浪或可爱的动物所具有的某些特征有关。真正起作用的，是这些不同类型的图像所带来的良好感觉。

坚韧之心

我们知道，当压力水平升高的时候，有些人更容易自发地产生积极情绪。在"9·11"的研究中，那些具有坚韧性格的人表现出了最多的积极情绪。正是积极情绪帮助他们恢复了平常心。因此，我们决定在实验室中检验，具有坚韧个性风格的人是否在生理水平上也能"复原"。

我以前的博士生米歇尔·图盖德（Michele Tugade），现在是瓦萨学院的助理教授，在她的博士论文中解决了这个问题。米歇尔邀请具有坚韧性格的人来到实验室，并对他们逐一测试。通过使用和我的实验一样的心血管指标和演讲任务，她制造了人们的焦虑，接着又突然让他们摆脱困境。然后我们计算每个参与者需要用多少秒来恢复到静息水平的心率、血压等。

这一次，实验结果表明，心血管复原最快的人是在韧性测量中得分最高的那些人，也是带着更多的积极情绪走入我们实验室的人。后来他们告诉我们，虽然演讲任务使他们焦虑，但是他们也发现这在某种程度上是积极的。这是一个有趣的挑战，他们很乐于接受。在这里，积极情绪再一次成为关键。具有坚韧性格的人快速复原的原因在于，他们能体验到高于平均水平的积极情绪。

当我们向韧性的内心窥探时，追踪心率、血压和血管的收缩在公开演讲任务之前、之中和之后的情况，我们看到，尽管这些生理指标在多少具有一些坚韧性格的人身上飙升得一样高，但具有最为坚韧的特质的人回落得更快，在几秒钟内，他们的心就已平静下来。相反，其他人的心脏却仍然紊乱不安。这些数据告诉我们，具有坚韧性格的人确实在情绪上反应更灵敏。他们不是离群索居、不切实际、从容镇定的机器人，他们和正常人一样被触动了。但是当情况突然好转时，他们可以快速地前进。他们知道如何顺其自然。

正是积极情绪让他们如此灵活。**具有坚韧性格的人，比其他人更多地将"还原效应"付诸实践**。他们在核心的生理水平上恢复了，因为他们积极情绪的内在源泉源源不断地涌出来。积极情绪充当着他们秘密的"重置"按钮。

坚韧之脑

我以前的另一名博士生克里斯琴·沃（Christian Waugh），现是斯坦福大学的博士后研究员，他进一步探讨了韧性的内部机制。在克里斯琴的博士论文中，他使用了被称作功能性磁共振成像（fMRI）的脑成像技术以及巧妙的实验设计，他的目的是建立一个用来了解那些具有不同的坚韧性格的人彼此间的差异的新窗口。他的发现成为神经科学上的转折点。它们阐明了人们从坏事件中复原的能力背后，那种独特的思维方式。

克里斯琴所设计的聪明的实验任务，包括轻微地"恐吓"人们不得不面对一些令人厌恶的东西，然后随着时间的推移来追踪他们的反应。"恐吓"来自一个简单的视觉线索，即一个圆圈或者一个三角形。被试了解到，一个线索暗示即将出现的照片可能展现一些令人不安的画面，比如一个烧伤的受害者或一个肮脏恶心的厕所，大约在一半的时间里会呈现这些画面。在另一半的时间里，这个相同的线索之后则是非常普通的照片，例如一个电灯开关或是一把椅子。相比之下，另一个线索总是意味着即将呈现的照片会是中性的。这就是令一个简单的形状，如三角形意味着"恐吓"，而另一个形状圆圈则意味着"安全"。克里斯琴的目标是考察具有不同程度的韧性的被试在预期的消极情绪之前和之后的反应。

三项发现脱颖而出。其一，正如米歇尔·图盖德所发现的，具有坚韧性格的人，在预期的消极情绪中表现出较快的心血管复原。克里斯琴发现，这些人在脑岛①中，表现出从预期的消极情绪中更加快速的恢复。

其二，当被试仅仅是观看三角形或圆形时，具有坚韧性格的那些人，在与"担忧"相联系的大脑区域表现出较少的大脑活动。你越是担心如果怎样、将会怎样，你这个区域的神经元就越会被激活。

其三，克里斯琴的脑部扫描表明，人们在对潜在消极情绪的预期中，越是激发出担忧的狂乱心情，他们认识到自己实际上已经逃过一劫的速度就越慢。而对于具有坚韧性格的人，更少的担心意味着更快的解脱。

---

① 与有意识的感觉状态相联系的脑区。

这是具备和不具备坚韧性格的人之间，在大脑活动上最具吸引力的三点差异。同样引人注目的是这两组被试没有表现出大脑活动差异的某些时候。例如，人们在观看令人厌恶的图片时，没有出现神经上的差异。正如我们在以前的研究中看到的，每个人都被消极情绪影响了。没有什么证据表明韧性与情绪无关。相反，韧性被精细的情绪敏感性所标记。

克里斯琴的神经成像研究结果，给研究坚韧之人的心智习惯带来了新的见解。通过追踪大脑中血流的状况，克里斯琴发现，**面临威胁时，具有坚韧性格的人担心更少、复原更快**。

这种对于韧性的神经描绘，与过去几十年的研究中对于韧性的行为描绘交相呼应。两者都表明，坚韧的人对于不断变化的情况有高度的适应性，他们能从中发现自己，在情绪上更为灵活。他们只是对于当前正在发生的事情做出反应，而不去理会如果怎样、将会怎样的情况，也不花费精力去担心未来。也许是认识到自己能够应付任何来到跟前的事情，他们采取了一种观望的态度。他们还能迅速地分辨好和坏，不会过于笼统地概括或过度反应。他们通过切断事先的担忧和事后的成见来最大限度地减少焦虑，转而关注当前时刻里的现实问题。

这是一种以不加评判的态度来关注当前时刻的开明意识。在第 4 章中，我展示了开放性和积极情绪是如何相辅相成、推动彼此进入良性循环的。这里，我们发现开放性与坚韧性携手并进，具有坚韧性格的人比其他人更多地并用着积极情绪和开放性。

随着积极情绪而来的开放性，使他们能够看清大局，欣赏此时此刻，并从坏事情中看到好的方面。开放性溶解了消极情绪，并使人们能够强有力地东山再起。

如何提高韧性水平

担心自己可能不是少数带着韧性出生的幸运者之一？不用担心。你可以提升自己的韧性水平。也许你已经猜到要怎么做了：提高你的积极率。**韧性是一种随时间增长的内在资源，而积极情绪推动了这一增长。**

我们是根据一项研究得出这一结论的。我们在研究一开始就测量了人们的韧性水平，并在一个月后再次测量，在这段时间，我们追踪他们的情绪在每天的起伏变化。我们再次发现，那些在韧性量表上得分高的人，表现出了更为积极的情绪，并且不存在任何与消极情绪的联系。此外，我们还发现，人们体验到的积极情绪越多，他们在那个月中的韧性水平也就越高。这说明，韧性是一种你能够建构的资源。

我们已经把这一想法在实验室中付诸检验，再次启用了公开演讲任务和追踪心率、血压的实时变化的方法。这一次我们测试的是，如果将坚韧之人的秘密分享给那些缺乏坚韧性格的人，会发生什么。

我们告诉随机选择的一组被试，要尽力为演讲任务"做好心理准备"，把它当作一个可以面对和克服的挑战。我们这么做的理由是，以这种方式来思考任务，可以让人们进入积极情绪之中。对于其他人，我们只是一如既往地提升他们的焦虑。

结果显示，这一实验在那些缺乏坚韧性格的人中间产生了巨大的差异。用更加开明的态度来面对困难的建议，释放了他们的积极情绪。并且，积极情绪也是平息他们飙升的心率和血压的最主要原因。

为了说明积极情绪如何能建构韧性，我要用到我以前的博士生温迪·特雷诺（Wendy Treynor）的故事。得到博士学位以后，温迪所面对的就业市场还没有为她的才华做好准备，这就好像接受多年先进的科学训练却失业了一样。雪上加霜的是，她还患上了癌症。

2006 年年初，在一个年度科学会议上，我遇见了她。她的脆弱是可以理解的，她不确定自己的未来会怎么样。在我看来，她是一个了不起的学者。她的思想和才华在大多数的同龄人之上。出于对她当前状况的感触以及对她的健康和生计的关心，我给出了我所能给的建议。

在 2006 年的夏天，在正为这一章列提纲的那一周里，我收到了一封来自温迪的信。她首先告诉我她终于找到了一份工作，然后她写道：

> 我一直在思考你告诉我的事情，关于保持积极情绪与消极情绪的比例……并且我一直在积极地实践着。从我见到你以后，我每天都做瑜伽并在早晨散步，还有午后的散步和晚上的游泳。我的幸福感飞升，即使事情变得糟糕时心情也几乎是一直保持愉悦和平静。而最重要的是，我觉得我实现自己的价值了，充实了。我感觉自己的生命欣欣向荣，这是我生命中从未有过的感觉！
>
> 感谢你和其他所有的情绪研究者，你们把我带到了这个地方，无论是通过科学知识，还是通过爱和支持……我是如此有活

力，芭比①，我希望你现在就能看见我，一个全新的我。你会为我感到非常骄傲！我迫不及待地想看到你，并告诉你我崭新的、美好的生活！感谢你所有的爱和支持！

在下一年的科学会议上（2007 年年初），我终于有机会"看见全新的她"了。她的转变简直是惊人的。这个我早就认识的聪明而稳重的年轻女性，绝对的容光焕发。她的热情显而易见，她的微笑频繁、真实，而不加抑制。

温迪跟我谈起了她的新职位。事实上，这对她来说并不是一个理想的位置，她为这份工作所能提供的最好的东西心怀感激。我记忆里的温迪和那一天坐在我对面吃早餐的温迪之间的差异，来自她培养自身积极情绪的努力。多年来，她忽略了自己具有创造性的一面；而现在，在晚上和周末，除了做瑜伽、游泳和散步，她还在学习剧本创作、与本地歌手一起唱歌，并写了一本书来描述她此前从癌症中领悟的生命和爱，而现在她已经完全康复了。她为自己的积极情绪负责，并且获得了巨大的回报。

温迪的巨大变化触动了我的心。联想到她曾经面对的令人心碎的挫折，我看见她开始在日常生活中验证积极情绪，并得到如此明显和鼓舞人心的结果，不禁大喜过望。她积极向上地发展着，"即使事情变得糟糕时"也能更好地复原。正如妮娜和其他参与了我的积极情绪研究的人一样，温迪在日常生活中培养了更多的喜悦、宁静、激励和自豪，它们帮助她成长，使她变得更好。

---

① 指对作者的昵称。

——编者注

　　和妮娜一样，温迪为她的生活发现了一个新的目标，她成立了"康复咨询"——一个将她的科学专长和生活经验结合起来、并与别人分享她的感悟的组织。在她的生命旅程中，温迪逐渐将自发产生的积极情绪看作是一种自爱，并发展了自己的理论来解释，人们如何能够通过这种形式的自爱来实现持久的和谐感。正如所有欣欣向荣的人们一样，温迪现在被驱动着去影响他人的生活。这使我深感欣慰，我与身边的人所分享的对积极情绪的科学理解，真的帮助了那些我所珍惜的人。

韧性研究中的小插曲

　　当我开始写作这一章时，生活是美好的。我的孩子最小的 4 岁，最大的 7 岁，我面对着努力取得事业成功和年轻家庭间平衡的常见的起起落落，但没有什么重大的事情。

　　然而，就在我把关于韧性的文字组织起来的途中，意想不到的事情发生了。丈夫在做完腹部疝气手术后，产生了严重且极其痛苦的并发症。在急诊室里几乎全身插满软管的他在度过精疲力竭的一天后，住院了。我们被告知，等他的胃肠道"醒来"并能够独自处理食物后，他才可以回家。在那之前，他都需要打点滴。没有人能告诉我们这要持续多久。这种情况让我了解到关于韧性所需要知道的事情。

　　就好像在急诊室承受痛苦并最终住进医院还不够悲惨似的，丈夫被分到的病房既邋遢又糟糕。牵引杆固定了他的床，唯一的窗户面对的却是一面砖墙。要把他单独留在那里真让我心疼，但是家里还有两个年幼的孩子，我别无选择。我发誓要改变他的住院环境，绝不能让他在令人沮丧的环境中受罪。

丈夫和我都知道关于医院窗户外的风景所带来的影响的科学证据：**比起缺乏自然景观的病人，从窗外能看见葱翠的大自然的住院病人的住院时间更短**。我从家里拿来的第一件东西就是丈夫最喜爱的室内盆栽。如果窗口不能给他提供大自然的安慰，我就把大自然带到屋里来。感谢家人、朋友和农贸市场，随着时间的推移，他的房间里充满了新鲜的花卉和盆栽植物。

我还带来了他所喜爱的人物和场所的照片：一张丈夫在母亲节时特意镶框的我和儿子的黑白肖像照、一张我们家的全家福，还有他最喜爱的海滩风景照片。我用这些等着他回去的人和地点的视觉提醒，重新布置了他床边的墙壁。

我鼓励两个儿子积极思考，想一想他们可以把什么带去，来振作爸爸的精神。他们分享了他们的艺术作品、足球奖牌、弹球和最珍贵的小石子收藏。我把丈夫的羽绒枕头从家里带去，换掉了医院提供的僵硬的橡胶枕头。我还带去了他的苹果 MP3。现在，在他的指尖有 5 000 多首歌曲，还有少数指导性冥想。在丈夫得不到味觉愉悦的期间，我设法让他其余的四种感官都舒适活跃。

日子一天天过去。但没有任何迹象表明，这次住院将在近期结束。感谢学校和托儿所，让我每个工作日能从上午 10 点到下午 5 点待在医院。但是我分身乏术。我突然间成了单亲家长，努力满足每个人的需要。更糟糕的是，我是带着轻微的感冒经受这场磨难的。随着紧张的不断累积，它发展成了鼻窦炎。每个晚上它都让我痛苦不堪。

傍晚独自驱车回家的时候，我哭了。但我回到家后，会很快地把自己调整好，来照顾儿子们，拥抱、喂饱他们，并哄他们上床睡觉。但是我自己的床，是不得不去的一个伤心地，没有丈夫，它太大、太孤单了。我无法享受它的舒适，因为我想起了丈夫在狭窄的病床上所忍受的痛苦。这种可怕的恶性循环每夜都折磨着我。

在这些艰难的日子里，我的目标只是与丈夫在一起。我要让他知道，无论这次磨难多么痛苦或可怕，他并不孤单。虽然他的护士很尽职，但病人太多，她们无法面面俱到。所以每天我都要为他洗头和清洁皮肤，小心翼翼地擦拭，以免对他造成不必要的痛苦，或是弄乱了现在覆盖着他的身体的大量的医疗用具。这可能需要一个小时或更久。

每天我都会和他一起散步，非常缓慢地走动，用他的点滴架作他的手杖。散步是他的医生认为可以让胃肠道更快恢复正常的唯一办法。因此，尽管痛苦和困难不可避免，我们都坚持散步。我还做了他想做却不能做的事情：拍松他的枕头、把书和 MP3 放在触手可及的地方，帮助他坐起来。当他情绪低落时，我就握着他的手，抚摸着他的头发，或是按摩他的腿，我密切关注他的情绪的微妙变化。

在他充满磨难的手术后第 7 天，我和丈夫都越来越沮丧了。这次住院何时才能结束？为什么我们不能从医生那儿听到关于他所有的症状、检查和结果的解释？日子像蜗牛一样缓慢地爬行。而且不知怎么的，虽然我整天整天地待在医院，却总是错过他的医生每天早晨的查房。当我终于有机会面对面地和医生说话时，那天午后偏晚的时候，我们得到了更多的坏消息：丈夫的病发展成了一种危及生命的肠阻塞，他当晚就需要紧急手术。

一接到这个消息，我就立刻打电话给我的朋友和邻居朱莉。当我一小时后再打电话给她时，她已经做出的安排在我看来就是一个奇迹。我的儿子们将与她和她的家人共进晚餐，因为她也有两个小男孩，所以我的儿子们认为这是一次很棒的聚餐；我们共同的邻居，一名常常为朱莉和我临时照看儿子的高中生，那天晚上会照顾我的孩子们上床睡觉；这位临时保姆的父亲也是我们的朋友，他会在我们家过夜；而朱莉她自己会来医院，给我带来晚餐并在手术期间陪我一起等待。结果，那天朱莉陪我在医院一直到凌晨。

我为邻居们所做出的快速反应感动得流下了眼泪。他们充满善意的馈赠，在现实和情感上，都正好为我提供了当时我的身心所需要的。由于他们的帮助，我从消极情绪中解放出来，并鼓足了劲来为丈夫提供更好的照顾。

感谢上帝，第二次手术是成功的，但恢复得很缓慢。丈夫在遭受了这所有的创伤后不能入睡，他的痛苦还在继续。他反复做噩梦。有时他变得垂头丧气，掉进恶性循环。我继续从别人那里寻求支持，以便支持他。

在医院里度过依靠输液提供营养的漫长的 11 天之后，他第一次重新摄入固体食物。又一天之后，他们撤掉了输液，并让他回家了。他在不断的疼痛中，体重减轻了 10 公斤，而且非常虚弱，他的恢复进程也仍然缓慢。但是我对他能在家里自己的床上休养非常感激。

我与他人的联系让我得以从恶性循环中逃脱出来。从这次磨难中，我所学到的最为珍贵的经验是，来自我们的邻居和朋友们的支持是多么有力。我们搬家来到北卡罗来纳州还只有一年，但即使如此，邻居们几乎每晚都把自家的饭菜送到我家门前。孩子的朋友的父母，请孩子们去参加周末游玩日并且留他们吃晚饭，这样我就可以花更多的时间在医院里陪我的丈夫。真诚的帮助从每一个角落里来到我们身边，善意的流动每天都以刻骨铭心的感激触动着我的心灵。

在我的生命中，我第一次学会真正地接受那些善良的举动和帮助。在由衷的触动中，我得以更充分地开放自己。当然，多年来，并且从大量的数据中，我已经知道积极情绪会让我们更开阔。但我这一次的经历，既不是微妙的，也不是抽象的。我能感觉到我心灵的触动，并铭记他人的给予。

我变得如此开通，我第一次完全相信人们想要提供帮助。我甚至告诉别人，他们如何做才能带来最大的帮助。我需要牛奶、面包和午餐盒，并毫无顾忌地问："你下次去杂货店时能帮我带一些吗？"我知道对丈夫来说，夜晚是漫长而孤独的："当我的儿子们睡觉以后，你还可以再帮我照看几个小时，让我今天再去医院最后一趟吗？"我渴望能给丈夫挑选一些喜剧DVD，但是挤不出时间，"你能帮我找到一些口碑不错的喜剧片吗？"超出我以往任何时候的想象，我的邻居和朋友们对于我所表达的需要，都自然而然地表现得十分周到和敏感。很多时候，他们善意的举动都让我流下了感激的泪水。

回顾这段经历，我相信，迄今为止在我为你描绘的关于韧性的画像中，有些非常重要的东西被遗漏了，之前的关注点太过狭窄。**韧性不单单是个体的资产，它还贯穿在社会结构中。**因为积极情绪是不分边界的。它贯穿在我们之间，就像贯穿在体内一样。

　　邻居和朋友们敞开心扉，与我分享他们的同情心和时间。他们的言行举止触动和开启了我的心，并在我最需要的时候，在我的身上释放出更多的积极情绪。因为有他们的爱心和慷慨渗透着我的全身，我才能够避开消极情绪对我的反复向下拖拉。他们给我力量，让我在每个早晨将爱心和慷慨带到丈夫的病房中，让他保持振作并积极前进。正如我每天被他人的积极情绪重新注入活力一样，我可以更好地帮助丈夫避开他自己的恶性循环。一天又一天，我们变得更加亲密，并且关系更加和谐。一种从未有过的同一性在我们之间绽放开来。

　　由于消极情绪缩小视野范围，恶性循环就开辟了一条黑暗而孤独的道路，将你从有愈合作用的社会接触中分隔得越来越远。良性循环则完全不同。由于积极情绪拓展了视野范围，良性循环从一开始就是社会性的。那正是我之前对韧性的刻画中所遗漏的东西。随着良性循环为你扫清道路，你的思维和心灵更充分地开启，去与你所关爱的他人建立联系，并且每一个联系都供应着它自己的积极情绪，这些积极情绪进一步推动你，让你更开阔。这样，**韧性的秘密就不只是从你自己由衷的积极情绪的水井中取水了，它还使你保持开放，去饮取源自他人的积极情绪。**

　　几年前，丈夫给了我一把 12 厘米长的古董钥匙。他把它称为他心灵的钥匙。一直以来，我把那把钥匙戴在项链上，作为对我与他分享的爱的提醒。陌生人可能会对钥匙的大小产生异议。在解释了它对我的象征意义之后，我想说，"博大的心，硕大的钥匙"。

　　在我们结婚前，我就知道丈夫有一颗博大的心。我无数次接触到或见证了他博大的同情心。相比之下，我以我的大思想和大数据库而出名。然而，我觉得我的心在那两周中长大了 3 倍。我为这个明显的成长感谢社区里的邻居和朋友们。虽然我早就以学术的方式知道积极情绪的好处，但我现在比以往任何时候都更强烈和更深切地感受到那些好处。正如科学从来都不是完备的，我自己或任何一个人，对这一人类生命奇迹的由衷和原始的赞赏，也不是完备的。

我更大的心有更多的空间来容纳更多情绪，消极情绪和积极情绪广泛融合。这个深刻的组合帮助我继续前行。它让我得以满足每一时刻的要求，同时又不忽略大局。它让我可以接受和展现同情心。这样我才得以复原，并继续写作这一章，比以往任何时候都更加坚韧。

从这里引申出的观点

困难是不可避免的，我从丈夫突然陷入住院生活的事件中，非常清楚地了解到这一点。

在我看来，人们在面对困难时有两个基本反应：绝望或希望。

在绝望中，你增加了消极情绪。恐惧和不确定感能够变成压力。压力可以变身为绝望的悲伤，这反过来又会滋生羞愧。比这个迅速蔓延的消极情绪更糟糕的是，绝望抑制和扼杀了一切形式的积极情绪。随着积极情绪的熄灭，所有与他人产生真诚联系的可能性都将消失。绝望为恶性循环敞开了大门，那可能把你引向谷底。

希望则不同。它并不是绝望的反面镜像。事实上，希望带着通透的眼光承认消极情绪。然而更重要的是，希望在你身上点燃了进一步的积极情绪。即使是最细微的希望，也能成为一个跳板，让你感受到爱、感恩和激励等。这些温暖而柔和的感情开启了思维和心灵，并将你与他人联系起来。因此，希望敞开了通向良性循环的大门，给予你从困难中恢复的力量，使你进入更为强壮的状态。

有些人似乎能比我们更好地理解积极情绪的馈赠。我们称这些人具有坚韧的品质。他们是那些笑对逆境、将坏事重塑为机会并对未来的威胁采取积极态度的人。这并不意味着他们盲目乐观。他们流着和普通人一样的血。然而，因为还想方设法地培养良好的感觉，所以即使是在危机之中，他们的坏感觉也不会持续很久，他们会东山再起。

每个人都可以变得坚韧。积极情绪是你与生俱来的能力，它是你从祖先那里继承而来的复杂人性的一部分。韧性并非只选中少数人，它是属于大众的，它是平凡的魔术。

现在你知道积极情绪的作用了，即使在恶劣的情况下也依然回报你，你比以往有更多的理由来为真正的积极情绪打开心灵。即使是在事情最糟的时候，你也能伸开双臂欢迎积极情绪。并且，当你的世界中的积极情绪似乎过于暗淡的时候，找到邻居、你所爱的人以及你所珍惜的回忆，对积极情绪保持开放，让它振作和更新你，你也将东山再起。

所以积极情绪弹跳着，跳跃、螺旋、曲折和迂回。积极情绪动态和复杂的运动形式，要求一种同样动态和复杂的科学方法来计量。在下一章中，你会看到这个方法是如何运作的。

艰难的时期不可避免地会带来消极情绪，但你可以及时在消极情绪的恶性循环上刹车，并恢复过来。关键是要发现内心的积极情绪的源泉。

具有坚韧性格的人很少抑郁，也很少罹患心血管疾病，而且心理成长得更快。研究发现，韧性和积极情绪始终会携手并进。如果没有积极情绪，就不会有复原。

第 7 章
积极情绪与消极情绪的最佳配比

无论是对个人、家庭还是组织来说，适度的积极率都能引发蓬勃发展。缺失了消极情绪，你会变得轻狂、不踏实、不现实。缺失了积极情绪，你则会在痛苦中崩溃。

在第 1 章中，当我介绍积极率的时候，我说它有一个"临界点"。这究竟是什么意思呢？什么是临界点？

最好的解释方式，可能是向你提起一个熟悉的临界点。想一想冰和水。在某个层面上，它们似乎大不相同。冰是固态的、僵硬的、稳定不变的，而水是液态的、流动的、灵活多变的。然而，奇迹就在这里：要将一种变成另一种，只要改变温度就行了。如果你将温度提高到零摄氏度以上，僵硬的冰就融化成了流动的水。

这不算魔术，至少对大多数成年人来说不是。我们知道，冰和水的本质相同，都是 H_2O。但这种普通的化合物受制于一个简单的临界点。你可以把它从一种状态变成另一种，通过改变温度从固体到液体。

枯萎凋零和欣欣向荣之间的差异，似乎显示出了类似的性质。如果把积极率提高到那个关键的临界点以上，来"加热"生活中的情绪气氛，你就会开始欣欣向荣。就好像零摄氏度是热力学上的一个特殊数字一样，3∶1的积极率很可能就是人类心理学中的一个神奇数字。

当然，这里没有什么超自然的现象，这并不是真正的"魔力"。尽管如此，我确实看到了深藏其中的规律。世界普遍遵循着自然规律，而且有时候这些规律惊人地简单。虽然人类的心理是复杂的，但或许我们也受到以前从未有人阐述过的普遍规律的制约。这些规律可能绘制出了从僵化、封闭的冰块中逃离的路线，它们也许能帮我们找到通向更具流动性、灵活性和动态性的生活道路。

我不要求你接受我单凭信仰的论断。相反，我希望你基于科学证据来接受它。在这一章中，我会描述证据是如何向我走来的。

商业绩效与积极率

积极率起源于我的好朋友兼密歇根大学的同事简·达顿（Jane Dutton），她是密歇根大学罗斯商学院的一名才华横溢的教授，是研究工作场所中人际关系的著名学者，也自称是一个媒人，但她不是连接孤独的心灵，而是将具有前途光明和相互联系的想法的人们连在一起。过去，她曾把我和非常合拍的合作者联系在一起，所以我信任她的直觉。

2003年年初，我收到一封来自洛萨达的电子邮件。他说他对我的扩展和建构理论有新发现，并提议我们应该谈谈。原来，简看到了他和我的工作之间几个联系点，曾建议他读一读我的研究成果。我的回复有点慢。当时，我的第二个儿子刚刚出生，我正把精力投在新生的家庭成员身上。

幸运的是，洛萨达很坚持。他给我发了他正在写的一篇文章。在文章中，他说明了他的研究如何与我的理论观点相符合。我的兴趣被充分调动了起来，我抽出了一个下午来和他见面。

在我们热烈讨论了数小时之后，他提出一个大胆的论断：根据他的研究，他可以找到确切的积极率，来把达到和没有达到欣欣向荣的人区分开来。现在，让我们来探讨积极情绪和消极情绪是如何一起工作，来把生活向欣欣向荣扭转的。我将首先描述洛萨达对于积极情绪的发现。

多年来，洛萨达一直在研究高绩效商业团队的特点，以帮助业绩记录不佳的商业团队变得更成功。他建立了一个专门的实验室，来捕捉行动中的商业团队的行为。这个房间看起来和普通的会议室一样，有一张常见的大桌子，周围是商务风格的椅子。很多企业团队都曾使用这间会议室来处理事务，制定他们的商业任务和战略规划。但是，这间会议室的墙壁很特别，它们装着单向观察镜。在这些观察镜后面坐着的，是洛萨达团队的研究助理们，他们配备着摄像头和装有特殊程序的计算机。他训练这些助理用这些设备来为被试的每一句发言进行编码——无论长短，只要是他们在长达一小时的商务会议中观察到的每一个被试所做的发言。洛萨达尤其追踪三个方面：人们的发言是积极还是消极的，是聚焦于自我还是聚焦于他人的，是基于问问题式的调查还是基于捍卫观点

127

式的辩护的。

到 20 世纪 90 年代中期，洛萨达的团队观察和编码了 60 个商业团队。后来，基于独立的数据，洛萨达查明了哪一些团队可以被归类为高绩效团队。有 25% 符合这个标准。这些团队在三项商业指标上得到高分：利润、客户满意度以及来自上级、同级和下级的评价。从各方面来说，这些团队都表现得非常出色，他们是欣欣向荣的。他们创造利润，并从与他们共事的所有人那里得到好评。

在鲜明的对比下，大约 30% 的团队在这三项商业指标上一律得到低分。这些团队显然是在挣扎而不是赚钱，周围人对他们都有诸多的不满。其余的团队则是一种混合的状态，在某些指标上表现好，在其他指标上表现不好。"混合的成功"是洛萨达所遇到的大多数团队的特点，这也许并不奇怪。

洛萨达煞费苦心地在会议全程中持续不断地标绘他的数据。他还量化了每个团队成员对他人的行为有多大影响，并把这个新变量称为"团队连接性"（the team's connectivity）。连接性反映着团队成员之间有多么合拍。

当他后来把团队区分为高绩效、低绩效和混合绩效的团队时，惊人的差异出现了。**高绩效团队凭着异常高的积极率脱颖而出，低绩效团队的积极情绪则远远低于消极情绪，而混合绩效团队的积极情绪仅稍高于消极情绪。**

高绩效的团队也有较高的连接性，并在其他方面保持着一种有趣的平衡。他们提出问题的频率和捍卫自己看法的频率一样多，并且投向外部的注意力和投向内部的一样多。可是低绩效的团队的连接性就低多了，他们几乎不提问题，并且几乎没有显示出指向外部的关注。混合绩效的团队则再一次位于中间位置。

通过对根据时间所绘制的数据进行仔细观察，洛萨达注意到，他的指标中有一些预测了其他指标的未来变化。他最终写出了一套数学公式来捕捉他所观察到的不同的动态过程。

洛萨达的公式表明，这些商业团队表现出的行为反映了一个复杂的系统，更具体地说，是一个非线性的动态系统。非线性动态系统的一个标志特征，可以用广为人知的"蝴蝶效应"这个术语来表示。在这里，看似微不足道的输入就像是一只蝴蝶在一个地方振了振翅膀，就能不同程度地决定其他地方以后的情况。我开始把积极情绪想作蝴蝶翅膀的那一次振动。就好像飞舞的蝴蝶一样，积极情绪能不成比例地产生惊人的效果。今天微妙且稍纵即逝的、由衷的美好感觉能引发积极情绪的连锁反应，重塑你的生活进程，并预测你的生命能延续到何时。

三种团队的积极率蝴蝶

这只蝴蝶也落在了洛萨达的实验室里。它代表着那些欣欣向荣的高绩效团队的特性。这只蝴蝶飞得很高，它的高度反映了洛萨达在这些高绩效团队中所发现的高积极率。蝴蝶"翅膀"也完全伸展开来，它们的跨度反映了这些高绩效团队在调查和主张方面的广阔性。蝴蝶的整体结构富有独特性，它的轨迹从不重复，反映了这些高绩效团队的行为是总是新颖而富有创造性。

　　当洛萨达用混合绩效团队的数据来验证他的理论时，完全不同的情况出现了。虽然它们的轨迹一开始呈现的结构与欣欣向荣的团队类似，但他们的"蝴蝶"要小得多，它们飞舞得一点也不高，这反映了洛萨达在这些团队中所发现的较低的积极率。它们的翅膀也没有伸展到较长的距离，这反映了洛萨达在这些混合绩效团队中所发现的较为狭窄的调查和主张范围。然而，更有说服力的是，这个小蝴蝶没有坚韧性，不能持续。事实上，在遭遇了极度的消极情绪之后，蝴蝶的轨迹在一个沟槽中卡住了。此外，这个沟槽的位置，反映了混合绩效团队卡住的地方正是在消极的、固执己见的主张中。这表明，极端的消极情绪使这些团队失去了他们的勇气、灵活性和面对问题的能力；他们在一个无限的循环中枯萎凋零，每个人只是捍卫自己的立场，并对其余一切都充满批判。可以说，这些团队中的人，已经不再真正地倾听彼此了，他们只是等待发言，来捍卫自己的观点。当这成为所有人的目标时，也就难怪这个团队会变得走投无路了。请记住，这是最常见的团队类型。

　　当洛萨达用低绩效团队的数据来验证他的理论时，仍然出现了一些不同的东西。这下完全没有蝴蝶了。它们没有显示出在高绩效团队中非常明显的、蝴蝶状的、复杂而富有活力的动态性。事实上，低绩效团队开始的地方，恰好是混合绩效团队结束的地方，滞留在消极的、固执己见的主张中，只是一味地捍卫自己的观点和批判其他的一切。最终，洛萨达发现，这些团队具有最低的积极率，并且几乎没有提问或聚焦外部的倾向。而且，更糟的是，低绩效团队的动态性轨迹盘旋而下，落到一个静态的点上。这表明，低绩效团队最终完全失去了灵活性。他们进入了一个死胡同，陷入了僵局。

基于不同的数据，同样的一套数学公式导致了三个非常不同的结果，或者说命运。只有描绘高绩效团队的那一个保持了复杂性和无限的灵活性，其他的都没有。这三种不同的结果存在着性质上而非程度上的差异。高绩效团队不仅仅比低绩效团队"更多、更好"，他们的集体协作也带给了他们一种完全不同的命运。当其他团队在压力下分崩离析的时候，这些团队坚持了下来。他们带着新的问题和想法东山再起，他们以自己的高积极率保持振作。虽然蝴蝶可能看起来很脆弱，但这一只却格外坚韧。

我对洛萨达的研究工作的兴趣在于，它把我的扩展和建构理论中两个核心的真相用数学语言进行了转化。在第 4 章中定义的第一个核心真相指出，积极情绪让我们更开阔，它扩展了我们的思维和心灵。与这个核心真相相呼应，洛萨达的理论显示出积极情绪是如何与提问和向外聚焦携手并进的。也就是说，洛萨达的高绩效团队对于新观点最为开放，他们是拥有开放思想的协作团队更能取得成就的证据。在第 5 章中展示的我的"扩建理论"的第二个核心真相是，积极情绪让我们变得更好，它建构了我们的资源。与这一核心真相相符，洛萨达的理论显示了积极情绪如何带来更多的社会资源。也就是说，随着积极情绪的增加，团队本身的团结性与和谐性也在增加。当积极情绪高的时候，团队成员对彼此更为适应。同样，与第二个核心真相相符的是，洛萨达的理论显示了积极情绪是如何与经济盈利和商业成功相联系的。而且，就好像锦上添花似的，我在第 6 章中说明了积极情绪如何帮助你从逆境中复原。洛萨达的数学也证明了这一点。具有更高积极情绪的团队更加灵活和富有韧性，他们从未滞留于批判性的、固执己见的主张中。

所以洛萨达和我的毕生工作相互补充，交相辉映。洛萨达的关于积极情绪的工作是充满描述性、并提炼整理到数学之中的。相比之下，我自己关于积极情绪的工作，是扎根于进化论并得到实验支持的。洛萨达的工作无法支持关于积极情绪的因果论断，而我的可以。这就是描述性研究和实证性研究之间的区别。尽管如此，洛萨达的工作还是为我以理论和数据为基础的研究工作开辟了新的天地。这就是数学建模的独特之处，它将我们这两股科学锦绳编织在一起。最终，洛萨达和我为积极情绪创造了一幅全新的肖像。

神奇的 3∶1

洛萨达的控制参数，是他从团队成员中观察到的连接性，也就是他们之间的和谐程度。通过简单的代数，他把这个转化成了团队表现出的积极率。在这个特定的比值之上，欣欣向荣的复杂动态就会出现。在这个比值之下，则是枯萎凋零的消极循环和失败，一个我们都想要避开的领域。根据洛萨达的研究，这个神奇的积极率是 2.9013∶1。

对于并非数学家的我们来说，这个数值精确得近乎荒谬。纯粹出于实用性，我倾向于说 3∶1。的确，在数学上，2.9012 和 2.9013 之间极小的差异都是至关重要的。然而，我们生活的这个世界并不是纯粹和精确的。例如，在理论上，冰的熔点为零摄氏度。但是，正如每一个曾在冬天把走道上的冰清扫干净的人所知道的，冰的确切熔点同时也取决于当地的杂质（即岩盐）和我们测量工具的误差（即家用温度计）。虽然像我一样的科学家们努力地改进着情绪测量的指标，但是公平地说，我们目前还没有任何能像烹饪温度计一样精确的东西供你在家使用。所以我想你也会同意，当你在家里尝试这个的时候，出于实用的目的，把临界点想作是 3 ∶ 1 就已经非常好了。

　　洛萨达的数学分析结果引发了他大胆的预测，即只有当积极率高于 3 ∶ 1 时，才能有足够的积极情绪来滋养人类的欣欣向荣。我的贡献就是采用这个数字、在实践中检验它，并为这个新发现提供独立的检测。洛萨达的这个发现，产生于商业团队中无论好坏都在一起工作的一群人。我不知道这个临界点是否也适用于个人。对于我能够确定为欣欣向荣的那些人，是否也有高于 3 ∶ 1 的积极率呢？枯萎凋零的那些人，积极率是否就低于 3 ∶ 1 呢？

　　我手头上有两个不同的数据库，让我可以来测试这个临界点。在每一个研究中，我首先让人们完成一个初步的调查，让我能够借此"诊断"出哪些被试具有欣欣向荣的心理健康状况。（请记住，欣欣向荣的人是比较罕见的，大约只有 1/5 的被试符合标准。）然后，我会让每个人在接下来的 4 周中，报告他们的日常情绪体验。每天晚上，他们都要完成一个 20 项的"积极情绪自我测试"，在这本书稍后部分我将与你分享。

　　每天，我都会统计人们体验到的积极情绪的数量。为了不受到积极情绪和消极情绪之间核心差异的干扰，我需要使用不同的分界点。被研究充分证明的一个差异，而且我敢打赌你能从自己的经验中体验到，就是坏事总是比好事让人感觉更强烈。科学家把这称作"消极情绪偏见"（negativity bias）。然而，感觉糟糕是比较少见的，人们在生活中的多数时候都感觉良好。科学家把这种不对称性，称为"积极情绪抵消"（positivity offset）。

到这时，我就可以计算每个人日常的积极率，并计算月平均值。就像膳食指南一样，我认为影响最大的，并不是人们在单独的一天中获得的积极率，而是在一段时间中获得的。因此，我用每个人整个月中统计出来的积极情绪，除以他们整个月中统计出来的消极情绪。这种做法的另一个好处是，消除了除数可能为零的问题。尽管一个人在某一天中没有明显的消极情绪是有可能的（这就无法计算他们这一天的积极率），但是我从没见过任何人在整整一个月中都没有明显的消极情绪。

我发现，在两组不同的数据中，欣欣向荣的人们的平均积极率都高于3∶1，而那些枯萎凋零的人的则低于3∶1。准确地讲，在一个数据库中，欣欣向荣的人的积极率是3.2∶1，而另一组数据中的积极率是3.4∶1。相比之下，对于非欣欣向荣的人来说，一组数据中的积极率是2.3∶1，另一组是2.1∶1。在每一组中，积极率都在3∶1的两边，正如洛萨达的数学所预测的那样。对于绝大多数人来说，积极率反映了标准的积极情绪抵消，也就是说，它们徘徊在2∶1左右。这说明大多数时候人们确实是积极的，但是，这还不足以催生欣欣向荣。对于少数欣欣向荣的人来说，积极率则攀升到3∶1以上。

婚姻与抑郁症中的积极率

我的研究并不是孤立地为洛萨达的数学提供支持的。情况正越变越好，下面我以世界上主流的研究婚姻科学的专家约翰·戈特曼（John

Gottman)^① 的工作为例。戈特曼把自己的职业生涯投入对已婚夫妇的情绪动态的研究之中，力图找出使婚姻得以持久的模式以及那些开始向着离婚靠拢的模式。在我职业生涯的早期，我对戈特曼的研究项目就很熟悉。我在加州大学伯克利分校做博士后研究员的时候，还参与过这个项目的一小部分。

戈特曼具有个人特色的收集数据的方式是，邀请夫妇们来到他的实验室。洛萨达的实验室像是会议室，而戈特曼的则感觉像是一间起居室。这里会让夫妇们感到舒适，并让他们如同在家里一样与彼此交谈。最终，他会唆使他们谈论一些激烈的东西——目前给他们造成很大分歧的任何话题。对于一些夫妇来说，这个讨论围绕着金钱；对其他人来说，是关于如何抚养他们的孩子；对于另一些人来说，则是如何处理大家庭中的各种关系。每对夫妇都挑选他们自己的"热点"问题。

如同最好的情绪研究者们一样，戈特曼收集了各种数据。他用微型传感器来测量人们在对话中的心率、汗腺活动和其他生理变化；他用小心放置的隐藏式摄像机捕捉婚姻伴侣间语言和非语言的交流；他还用从每个人那里获得的广泛的访谈和调查，对这些予以补充；他还与这些夫妇保持联系，追踪哪些夫妇后来一直生活得很幸福，而哪些婚姻最终破裂。通过对这些数据的大规模测量，戈特曼开发了多种方法来计算一场婚姻中的积极率。有时候，和洛萨达一样，他把夫妇双方对彼此所说的一切进行分类。在其他一些时候，他把夫妇双方的手势和面部表情也考

---

① 约翰·戈特曼是著名的心理学家、两性关系和人际关系大师，想提高婚姻质量、人际关系水平和情商，欢迎阅读由湛庐策划、浙江人民出版社出版的《幸福的婚姻》《爱的博弈》《爱的沟通》等。

——编者注

虑进来。

　　戈特曼最终把婚姻分成了两类。一类是持续的、夫妇双方都感到满意的婚姻。我把这些称为欣欣向荣的婚姻。另一类则是已经分崩离析的婚姻。这些伴侣都已经变得不满、疏远、分居或离婚。在最好的情况下，这些婚姻枯萎凋零；而在最坏的情况下，它们是彻底的失败。他的发现非常了不起。**在欣欣向荣的婚姻中，积极率大约是 5 ∶ 1。与此形成鲜明的对比，枯萎和失败的婚姻所具有的积极率低于 1 ∶ 1。**尽管戈特曼并不是为了验证洛萨达的数学而进行的这项研究，但他的数据仍然支持了它。

　　别急，还有更多呢。这一次的证据来自一位名为罗伯特·施瓦茨（Robert Schwartz）的科学家。作为一名执业的临床心理学家，施瓦茨发展了自己的理论，表明最佳的积极率大约是 4 ∶ 1。他将这些与"正常的"积极率相比较，也就是和大多数人所拥有的、大约 2 ∶ 1 的积极率相比较。同时，他认为病理性的积极率，例如，患有抑郁症的人的积极率，低于 1 ∶ 1。

　　为了验证他自己用数学推导出的数值是否与现实世界的数据相匹配，施瓦茨和他的同事追踪了一大批正在接受抑郁症治疗的患者。他们或是接受认知行为治疗（CBT），或是接受药物治疗，每一种都有可靠的科学证据支持。每个星期，在治疗之前和之中，这些患者会完成一项关于他们情绪的调查。患者们每两个星期还会得到一名独立的临床医生的评价，以量化的方式评估他们治疗的进展。这里必须指出的是，进行这些评估的研究者并没有参与患者的治疗或护理。

施瓦茨和他的同事们提前确定了哪些分数反映平均水平，而哪些分数显示了抑郁症中的最佳缓解。要被认定病情获得了缓解，患者至少需要在连续 4 周中表现出抑郁症状的减轻。想要满足更为严格的最佳缓解标准，患者需要表现得几乎没有任何抑郁迹象，并在生活中有机能优化的明显迹象。不足为奇的是，在治疗开始前，施瓦茨和他的同事发现患者的积极率相当低，约为 0.5 ：1。在表现出最佳缓解的一小部分患者中，这一比值上升到 4.3 ：1。较大部分的患者，他们的比值只表现出平均水平的缓解，即 2.3 ：1。可悲的是，仍然有更大部分的患者，完全没有表现出抑郁症的任何减轻。这些人的积极率只是稍稍地移动到0.7 ：1。又一次，施瓦茨的数据也不可否认地支持了洛萨达的数学。

这样的一致性实在不同寻常。**对于个人、婚姻和商业团队，欣欣向荣或者说取得了引人注目的成功，往往都伴随着高于 3 ：1 的积极率而来**。相比之下，那些被困在抑郁症中的人、婚姻失败的夫妻以及不得人心或无利可图的商业团队，所拥有的积极率都在沟槽里，低于 1 ：1。

积极率和欣欣向荣之间的联系如此强大，它不断地出现在彼此相互独立的、使用不同测量工具和方法的洛萨达、戈特曼、施瓦茨和我的研究中。最让我感到兴奋的是，积极率和欣欣向荣之间的联系在三个截然不同的人类经验的水平上都很明显。无论你是一个人、一对伴侣或是一个八人小组，积极率都值得你关注。我不禁想知道更大范畴上的欣欣向荣，在诸如学校和企业的组织中，在诸如美国国会和联合国的管理机构里，或是在诸如电视和互联网的文化媒介中是否也遵循积极率临界点的这种明显规律。

微妙的积极率

积极率受制于一个临界点，实在是一个振奋人心的科研成果，它可以解释积极率的效果为什么有时如此难以确定。现在，科学家已经非常清楚积极情绪效果的微妙之处，特别是与消极情绪的那些效果相比。但是，长期以来一直困扰我的问题在于，即使我知道自己正在寻找微妙的效果，但有时完全找不到。我有时也面临着众多表情严肃的批评者，他们坚信积极情绪毫无用处。就好像积极情绪一直在和科学家们要花招，"现在你看见它啦，现在你又看不见啦！"如此这般嘲弄我们。

临界点揭示了这个恼人的鬼把戏。在3∶1以下，积极情绪很可能呈现惰性，被消极情绪的影响所淹没。也许只有达到3∶1以上时，积极情绪才拥有了足够的力量站立起来，并压倒消极情绪。只有到那个时候，积极情绪的扩展和建构效应才能显现出来。也只有到那个时候，人们才能在生活中看到积极情绪展现出的惊人效用。

我和学生们通过调转对积极率所提的问题，检验了这个想法。我们不是根据是否有诸如欣欣向荣这样良好的结果来对人们做出区分后，再看他们的比值，而是根据比值对人们做出区分，然后看他们是否表现出良好的结果。结果，连我都对所得到的柱状图感到惊讶。对于积极率低于3∶1的那些人，条柱显示：像是开阔的思想或是建构的资源这样良好的结果在零的附近徘徊。对于他们来说，积极情绪是惰性的，毫无用处。然而，对于那些积极率超过3∶1的人来说，条柱急剧上升。对他们而言，积极情绪预示着开放和成长。只有这些人真正享受到了积极情绪的甜蜜果实。这些数据明确地说明了一件事：现在你看见它了，现在你又看不见了。

11 比 1：另一个临界点

早在第 2 章，我就将 3 ：1 的积极率作为处方介绍给你，告诉你如何才能引发一段欣欣向荣的生活，置身于不断延伸的可能性和终身的成长中。然而，如果 3 ：1、4 ：1 和 5 ：1 的比值分别描述了一种美好的生活，那么为什么还要有消极情绪呢？为什么不争取达到 100 ：1？这里我们可能都会断言，没有苦难的生活几乎是不可能且不符合人性的。有没有任何一个人、一段婚姻或一个团队能够达到纯粹的积极情绪的状态？我不这么认为。但即使如此，也许没有消极情绪也是值得我们为之奋斗的一种理想状态。可不可能存在一种比我们当前所能想象的更高水平的欣欣向荣？

事实上，即使你无法找到那百万分之一的、毫无消极情绪体验的个体、婚姻或团队，你仍然可以对关于纯粹的积极情绪的问题进行分析。研究结果表明，欣欣向荣的上限在 11 ：1 左右。

虽然这第二个临界点还有待现实生活中的数据进行检验，但你很可能想要避开高于 11 ：1 的积极率。我的朋友和合作者迈克尔·科恩，密歇根大学信息学院的天才教授，用一个聪明的办法来描述这个状态。当我们在街角的咖啡店里讨论这个想法时，他说："确实，如果你在健身房里跳得过高，你的脑袋会撞到天花板上。"

然而，无论我们寻求与否，消极情绪总有找到我们的办法。甚至当我们跳到自己的最高水平时，我们仍然总是发现自己更接近健身馆的地板，而不是天花板。

在生活中的许多方面也是如此，更多的并不总是更好的。积极情绪太多也会产生问题。但是，我在欣欣向荣的上限中，看到了一个更有益的教训：**在欣欣向荣的生活配方中，消极情绪也是一个必要的组成部分**。想想看吧。一本关于积极情绪的书，也支持消极情绪。也许并不是所有的消极情绪，而是合适的消极情绪。

做出这样的结论，我与戈特曼不谋而合。经过几十年关于什么能让婚姻圆满的研究，他总结到，愤怒和陷入争端可能是消极情绪的一种健康而富有成效的表现形式，而厌恶和蔑视的表达则更具腐蚀性。我也在内疚和羞愧之间看到了巨大的差异。内疚源于你将自己做过的某件事看作是错误的或不道德的，有明确的办法来解决这个问题：你进行弥补，并找到一个更好的、更周到的方式去处事。可是对于羞愧，它就不只是你所做的事情错误或不道德了，它看起来就好像你自己是错误的或不道德的一样，大声宣称你压根就不合格。你要怎么解决这个问题？因此，愤怒和内疚针对消极情绪提供了精准的手术式处理方案，它们是具体的，会产生补救行动。相比之下，轻蔑和羞愧则带来了更大的冲击，它们使消极情绪蔓延并遮住了你的视线，它们难以克服。合适的消极情绪是具体且可更正的；不合适的消极情绪则往往是无理的和全面的。后一种形式的消极情绪会渗入你的思想，并逐渐主宰你生活中的整个情绪走向，造成可怕的恶性循环。

因此，了解了积极情绪是赋予生命的，并不意味着要把消极情绪永远地驱逐出境。生活给了我们足够的理由去感到害怕、愤怒、悲哀以及别的很多情绪。如果没有消极情绪，你就成了盲目乐观的人；你的脸上始终挂着小丑般的微笑；你与现实失去了联系；你不是真实的。早晚，你会让别人远离你。

　　我渐渐把积极情绪与消极情绪的比值看作是浮力与重力间不可思议的平衡。浮力是一种把你举向天空的无形的力量，而重力则是把你拉向地面的力量。不加抑制的浮力让你轻狂、不踏实和不现实；而不加抑制的重力，则让你在大堆的痛苦中坍塌。但是一旦这两者适当地结合起来，它们会让你振作、灵活、现实，并为一切做好准备。**适当的消极情绪传递着重力的承诺，让你脚踏实地。相比之下，由衷的积极情绪提供了让你振作和欣欣向荣的旋梯。**

　　试想一艘帆船。在帆船上，是巨大的桅杆，让船帆能够捕捉到风。在水线之下则是龙骨，它衡量吨位。你可以把向上延伸的桅杆看作是积极情绪，把下面的龙骨看作是消极情绪。如果你曾经航行过，你会知道，没有龙骨你哪里也去不了，最多也只能在水中漫无目的地滑行，最糟的情况则是你可能翻船。而对于挂在桅杆上的、积极情绪的船帆，它捕捉着风并为你提供动力，但消极情绪的龙骨则保持着船的行程并令它得以掌控。并且，正如当你逆风行驶时龙骨最为关键，适当的消极情绪在艰难时期也最为重要。

　　当我第一次在洛萨达的餐桌前与他分享这个类比时，他立刻就表示赞同。他跳起来去拿他那本已经翻旧了的《大英百科全书》来查找"帆船"，上面配有一张在水面上的帆船的小图。他找出一把尺子来量桅杆的长度，然后又测量了龙骨。他计算了比值，大于 3 ∶ 1。我们很有默契地相视而笑，虽然我们永远也无法在一本科学期刊上发表这个特别的"发现"。

从这里引申出的观点

在与洛萨达的合作中，我发现并检验了 3 ∶ 1 的积极率，这个临界点正是我们通向欣欣向荣的大门。

洛萨达的理论与我的扩展和建构理论完全符合，也与成堆的数据完全一致。它也把我们引领得更远，揭示出何时积极情绪是惰性的，何时消极情绪又是至关重要的。

这里的一致性反映了科学家们所说的知识的统一。它让我对人类的核心真相——我们共同拥有的人类属性进行思考。它也每天把我从床上拉起来，吸引我重新回到实验室，回到数据中，回到为检验积极情绪所设计的、进一步的实验中。

科学永远不会完结。人类福利的筹码是如此之高，我无法相信，仅凭独创性的理论或是奇思妙想的数学，就可以为我们提供苦苦追寻的答案。如何才能最好地克服不幸呢？怎样才能最好地欣欣向荣？现在你已经读到科学对于积极情绪所做出的论断了，你可以开始在自己的生活中验证它，提高你的积极率，并找到自己的浮力。

积极情绪锦囊

当我们的积极率高于 3 ∶ 1 时，才能有足够的积极情绪来达到欣欣向荣。这个数值对于商业团队和婚姻同样适用。

积极情绪并不是越多越好，消极情绪也并非越少越好。研究结果表明，欣欣向荣的上限在 11 ∶ 1 左右。

POSITIVITY

第二部分

达到最佳
情绪配比

关于积极情绪，你了解多少？

扫码测一测，
获得题目及解析。

- 关于如何准确测量积极率，下列说法错误的是：

  A. 保证测量准确性的办法之一是重复测量

  B. 为了保证准确率，一天中的所有事件都应不分大小地记录下来

  C. "昨日重现法"能帮你更精确地计算出积极率

  D. 提高情绪测量精度的方法之一是推进镜头，测量较小的时间单位

- 以下关于消极情绪和消极思维的说法，错误的是：

  A. 消极情绪并非来自我们遭遇的不幸，而是来自我们如何看待不幸

  B. 学习反驳扭曲的消极思维，是认知行为治疗的核心

  C. 对消极情绪保持开放性要比把它挡在外面更健康

  D. 无端的消极情绪是有益且健康的

- 以下哪一项不属于增加积极情绪的办法？

  A. 找到生命的意义

  B. 数数你的福气

  C. 梦想你的未来

  D. 努力去挑战自己不擅长的事

第8章

测测你的积极率

> 我们可以从好几个角度来获知自己的积极率。如果你的积极率不理想，那你需要付出长期的努力来改变它。改变积极率并不比减肥来得容易。

那么，你今天站在哪里？你是否符合积极情绪的标准？让我们来寻找答案吧。现在做一做我的"积极情绪自我测试"，来检测你当前的积极率。

积极情绪自我测试

你在过去的 24 个小时中感觉如何？回顾过去的一天，利用下面的量表，填写你体验到下列每一种情绪的最大量。

| 0 = 一点都没有 | 1 = 有一点 | 2 = 中等 | 3 = 很多 | 4 = 非常多 |

1. 你所感觉到的逗趣、好玩或可笑的最大程度有多少？　＿＿＿＿＿

2. 你所感觉到的生气、愤怒或懊恼的最大程度有多少？　＿＿＿＿＿

3. 你所感觉到的羞愧、屈辱或丢脸的最大程度有多少？　＿＿＿＿＿

4. 你所感觉到的敬佩、惊奇或叹为观止的最大程度有多少？　＿＿＿＿＿

5. 你所感觉到的轻蔑、藐视或鄙夷的最大程度有多少？　＿＿＿＿＿

6. 你所感觉到的反感、讨嫌或厌恶的最大程度有多少？　＿＿＿＿＿

7. 你所感觉到的尴尬、难为情或羞愧的最大程度有多少？　＿＿＿＿＿

8. 你所感觉到的感激、赞赏或感恩的最大程度有多少？　＿＿＿＿＿

9. 你所感觉到的内疚、忏悔或应受谴责的最大程度有多少？　＿＿＿＿＿

10. 你所感觉到的仇恨、不信任或怀疑的最大程度有多少？　＿＿＿＿＿

11. 你所感觉到的希望、乐观或备受鼓舞的最大程度有多少？　＿＿＿＿＿

12. 你所感觉到的激励、振奋或兴高采烈的最大程度有多少？　＿＿＿＿＿

13. 你所感觉到的兴趣、吸引注意或好奇的最大程度有多少？　＿＿＿＿＿

14. 你所感觉到的快乐、高兴或幸福的最大程度有多少？　＿＿＿＿＿

15. 你所感觉到的爱、亲密感或信任的最大程度有多少？　＿＿＿＿＿

16. 你所感觉到的自豪、自信或自我肯定的最大程度有多少？　＿＿＿＿＿

17. 你所感觉到的悲伤、消沉或不幸的最大程度有多少？　＿＿＿＿＿

18. 你所感觉到的恐惧、害怕或担心的最大程度有多少？　＿＿＿＿＿

19. 你所感觉到的宁静、满足或平和的最大程度有多少？　＿＿＿＿＿

20. 你所感觉到的压力、紧张或不堪重负的最大程度有多少？　＿＿＿＿＿

计 分

你会注意到，"积极情绪自我测试"在每个项目中都撒下了一张宽大的网，每个项目都包含了相互联系却又不完全一样的 3 个词。通过这种方式，每一个项目都描述了一组具有重要相似性的情绪，使得这个简短的测试更加准确。为了计算你在过去一天中的积极率，请遵循下列 5 个简单步骤：

1. 回顾并圈出反映积极情绪的 10 个项目，即那些包含下列词语的项目：逗趣、敬佩、感激、希望、激励、兴趣、快乐、爱、自豪和宁静。

2. 回顾并画出 10 个反映消极情绪的项目，即那些包含下列词语的项目：愤怒、羞愧、轻蔑、厌恶、尴尬、内疚、仇恨、悲伤、恐惧和压力。

3. 数一数圈出的积极情绪项目中，被你评定为 2 或以上的有多少。

4. 数一数画线的消极情绪项目中，被你评定为 1 或以上的有多少。

5. 将积极情绪得分除以消极情绪得分，算出你今天的积极率。如果你今天的消极情绪数量为 0，就用 1 来代替它，以避免除数为零的问题。

请记住，这个测试只提供了一个大概的参照。每个人的情绪都随着日子、小时、分钟变化着。还有一些科学家会告诉你说，你的情绪在按毫秒变化。鉴于不断变化的情绪，任何测量积极率的单一指标都只能描述出大概的状况。此外，当涉及情绪的时候，没有哪种测量工具是无懈可击的。无论科学家依靠的是调查问卷，还是复杂的生理指标，所有对于情绪的测量都含有一定程度的随机误差和偏差。可以想象，这为情绪科学带来了一些困难。然而，面对这些障碍，科学家们并没有放弃努力，他们在试着找到尽可能减少错误和平衡偏见的办法。

更准确的积极率

对于测量的准确性问题的一个解决办法是重复测量。即使你尽可能诚实地完成了积极情绪自我测试，仍需带着怀疑的态度来看待今天得到的分数。今天有代表性吗？也许没有。每天都有所不同。所以，在获得积极率的估计值时，你能够用来平均的天数越多，估计值就越可信。也就是说，你通常可以通过鸟瞰来获得更精确的地形走势，而不是通过将你的视野局限在地面上能够看见的、单独的一小块土地。因此，我们应该对许多天进行总结，而不仅仅是一天。

为了对积极率有更准确的估计，我建议你就像平常一样生活，并在随后两周里每天晚上大约相同的时间，完成一份新的积极情绪自我测试。你不需要参考以前某一天的答案，来考虑眼下这一天的情绪。两个星期以后，数一数你在整整两个星期的时间里的积极情绪和消极情绪的得分，然后计算出比值。由于它的计算基于更多的数据，因此这个两星期的积极率更为可靠，为你目前的生活感受提供了一个更好的估计。

提高情绪测量精度的另一种方法则是推进镜头，测量较小的时间单位。当你以一整天为参照来做积极情绪自我测试时，即使你综合几天或者几星期的平均值，你所得到的关于积极率的状况，都是比较粗线条的。接下来，我会向你展示如何使用更为精细的笔法来勾画。如果按天来做，积极情绪自我测试会让你对于自己的积极率有一个鸟瞰图。与此相反，当使用更小的时间单位来做相同的测试时，你就像一名刚刚抵达挖掘现场的考古学家一样，可以从有利的角度获得积极率的更丰富的描述。

　　为什么要这么做呢？如果你和大多数人一样，那么你的记忆远远比不上摄影。当你每天晚上坐下来完成积极情绪自我测试时，你能够完全信任你对于自己一天中情绪上细微变化的回忆吗？科学研究表明，你是做不到的。我所做的关于人们对过去情绪的记忆力的早期实验表明，在一天结束时的报告会被两件事过度渲染：第一，你在一天中感受最强烈的时刻；第二，你在一天结束时的感受。这就是为什么积极情绪自我测试要让你评价对于每种情绪的"最多"感受，而不是"在平均上"你感受到多少或这种感受"持续多长时间"。关于人类记忆的研究告诉我，当评估高峰时，准确性会提高。

　　更小的时间单位可以提供更精确的评估。但这并不是为意志薄弱的人提供的。这需要大量的时间，大约是一小时，而不是一分钟。你可以在开始为生活做出改变之前做一次，然后在几个月之后再做一次。把它想成去医生那里进行一次全面的体检，而不只是在自己的体重秤上称一下。

　　这种更详细的测量方法给你提供了更多关于自己的信息。你可以使用它来深入了解个人的消极情绪地雷和积极情绪源泉。情绪是高度个人化的。尽管科学已经发现，某些思维模式是一些特定情绪的常用杠杆，但是让那些杠杆展现出来的条件因人而异。一个人的恐惧来源，可能对另一个人来说就是挑战。在一些人身上引发愤怒的事件，在其他人身上可能引发出同情。

　　我强烈地认为，尽管阅读本书的人各不相同，但是你仍然可以在各种事件和条件中，找到引发自己对天然消极情绪和由衷积极情绪的日常体验的模式。许多生活事件会一次又一次地在那些反复出现的情况中重演，有些是触发习惯性消极思维的地雷，而且反过来也触发了习惯性消极情绪；其他的则是提升精神状态、令你生机勃勃的可靠源泉。因此，我邀请你来研究你的每一天，研究你的惯例，特别注意那些反复发生在你身上的情况或是具有任何规律性的情况。要诚实地考察那些情况带给你的感受。你看见了什么样的模式？那些无缘无故的消极情绪是从哪里来的？由衷的积极情绪又是从哪里来的？要为你自己的地雷和源泉培养出一种识别的眼光。

结合"昨日重现法"（Day Reconstruction Method）一起使用，就能更精确地计算出你的积极率，并对自己的积极情绪和消极情绪来源进行深入研究。 "昨日重现法"首先是由普林斯顿大学心理学家、诺贝尔奖获得者丹尼尔·卡尼曼（Daniel Kahneman）开发的，这个方法已经在权威杂志《科学》（Science）上刊载。我们在"顶点和终点规则"研究中合作过，我对这种情绪识别技术进行了适当修改，以便更有针对性。

下面，就让我们一起来开始应用这种方法吧。首先，请准备好纸和一支铅笔，在手边放大约 30 份积极情绪自我测试。如果你不方便那么做，当然也可以在笔记中记录自我测试的答案。

你的任务是要记住昨天。并非所有的日子都是一样的。有些日子更好，有些日子更糟，其他的日子则比较普通。这里，你只需要考虑昨天。我想补充的是，昨日重现法最好是突然测试。就是说，当受测者一天前在忙于公务的时候，他们并没有想到第二天会被要求来解剖他们的昨天。这对于捕捉每一天实际是如何度过的至关重要。我建议你在一个普通的日子之后试试昨日重建法，不要特意努力来让自己看起来不错。

因为有时很难记得所有的细节，所以分步执行会较有帮助。首先，记录你何时醒来、何时睡觉。然后，回顾一天是什么样的，就像写日记一样。想想昨天一整天，从醒来的那一刻直到上床时的经历，并且把一天分成一系列片段。给每个片段标上数字，并附上一个简短的描述性标签，如"与孩子们吃早餐""上班""查看电子邮件"或"与我的老板交谈"。写下每个片段开始和结束的大致时间，不要有时间上的空隙或重叠。

这些片段就像是电影里的场景。当你改变位置、活动或是相处的人物时，一个片段结束，一个新的片段开始。把一天拆分成一系列连续的片段，一个也不跳过。完成这项测试要求你考虑到昨天一天所有的片段。由于一般的片段持续 10 分钟到 2 小时不等，你可能有少至 10 个，或者多达 30 个的片段罗列在一天之中。以下表 8-1 中是我昨天上午的情况，可供参考。

表 8-1　我的昨日重现

6：05~6：15	起床和着装
6：15~7：00	慢跑
7：00~7：35	冥想
7：35~8：00	吃早餐
8：00~9：40	在家里的书房中写作
9：40~9：55	休息一下，吃零食
9：55~11：30	继续写作

你可以自由地跳过琐碎的场景，比如上厕所、洗碗之类。

当你确认了昨天一天所有的片段后，重新拾起每一个，把情绪细节描绘进去。在心里花一点时间来重温每个片段。然后，针对那个特定的时段完成一份积极情绪自我测试。为了对一天中的不同情况归类，记录片段的一些关键事实是很有帮助的，例如你在哪里，在干什么，是单独一人，还是与他人互动。

为你的昨日重现计分

昨日重现法的计分方式和给积极情绪自我测试计分的方法类似：统计积极的和消极的项目，用前者除以后者。如果你已经评定了许多的片段，这可能感觉像是堆积如山的数据运算。下面，我描述了两种不同的评分方法。每种方法都告诉你，你处于积极情绪什么位置。以下是计算在一整天中的积极率的方法：

1. 与以前一样，圈出积极情绪项目，画线标出消极情绪项目。

2. 在你报告的所有片段中，数一数圈出的积极情绪项目中评分高于 2 的项目数。

3. 在你报告的所有片段中，数一数画线的消极情绪项目中评分高于 1 的项目数。

4. 用一天的积极情绪除以一天的消极情绪。所得数值即是你的积极率。

以下是如何利用片段来计算积极率，从而确定你的消极情绪地雷和积极情绪源泉：

1. 与以前一样，圈出积极情绪项目，画线标出消极情绪项目。

2. 在每一个片段中，数一数圈出的积极情绪项目中评分高于 2 的项目数。

3. 在每一个片段中，数一数画线的消极情绪项目中评分高于 1 的项目数。

4. 用每个片段中积极情绪的统计数字，除以相同片段中消极情绪的统计数字。如果消积情绪为 0，就用 1 来代替。所得数值就是你该片段的积极率。

5. 利用你给每个片段的简短的描述性标签，将片段从最不积极到最积极进行排序。

　　如果"昨日"对你来说相当典型，那么对于片段的排序可以让你既识别自己的消极情绪地雷，也识别一天中最令你振奋的活动。这种方法当然没有什么神奇的地方，它无法告诉你那些在一天中尚未经历过的事情，但是，它却能够让你把眼光转到日常生活中的情绪细节上，转到那些让你低落或令你振奋的活动和情形中。一旦发展出察觉日常生活中情绪上细微变化的眼光，并开始欣赏它们的后续结果，你就不再需要依赖这个工具了。取而代之的是，你会在心理上自觉地评估在一天中重要转折点上的情绪。我在早餐时的感觉如何？我今天的上班旅途怎么样？当我和同事聊天或是在办公桌前吃午饭的时候，情况又如何？除了把积极率放在关注的焦点上，对昨日重现法的反复使用，这种自觉评估还可以帮助你对生活中的情绪结构发展出更多的认识。

在情境中看待你的分数

无论是只统计一天，或是持续几周，还是使用昨日重现法，积极情绪自我测试都提供了一个让你可以用来捕捉自己的积极率的标尺。接下来，让我们来谈谈得分。

如果你的得分低于 3 ∶ 1，你并不孤独！在我测试的人中间，超过80% 的人得分低于 3 ∶ 1，平均在 2 ∶ 1 左右。抑郁的人或是经受其他痛苦的人，得分往往低于 1 ∶ 1。大多数人达不到 3 ∶ 1 的情绪临界点，这恰好提醒了我们还有多远的路要走，以及在所有人的体内还沉睡着多少尚未开发的欣欣向荣的潜力。如果你目前的积极率低于 3 ∶ 1，那么阅读本书的这一部分，能够帮助你找到改变你日常生活的契机。这些细小的变化，往往可以扩展思维，开启心灵，并帮助你建设最好的未来。

抑郁症很常见，约有 1/5 的人都患有不同程度的抑郁症。如果你怀疑自己患有抑郁症，就寻求一位有经验的心理医生的帮助。在处理很可能是遗传上或生理上的问题时，你需要一个充满爱心和拥有良好知识储备的人。与常规的治疗相结合，这本书可以帮助你做出改变，让你从抑郁的心境中获得解脱，并最终回到无忧无虑、令人振奋的生活中来。

如果你的得分达到或超过 3 ∶ 1，那么你就是幸运的少数人中的一员。你可能已经生活得很好了，积极情绪在你的身体里回荡着。如果是这样，阅读这本书的其余部分会让你不时地带着赞同点头。它也会给你一套语言和原理，让你和别人分享你在积极情绪上的个人见解。或许你爱着的人并没能像你一样充分地享受着积极情绪的果实，而你可以将这些原理和方法与他们分享，这样他们也可能会欣欣向荣。或者，你的工作场所被过度的消极情绪拖累，而你在想着能否对此有所作为，那么这本书中的见解，可以帮助你与同事展开关于积极情绪价值的对话。

移动情绪的河流

尽管改变你根深蒂固的情绪习惯是有可能的，但它并不是轻而易举的事情。把它想象成移动一条河：比移动一座山容易，但也并不是心血来潮或者无须长时间协作努力就能够做到的事情。它所要求的绝不仅仅是建立一个新的河床，以便让你想要的情绪沿着它流动。事实上，新的研究表明，要使积极率产生持久的变化，需要的决心、努力和生活方式的改变与减肥或降低胆固醇水平一样多。这就是为什么一句简单的陈词滥调，如"别担心，要开心"听起来很空洞，只是一个愿望，因为它没有告诉你如何移动河床。

良好的愿望本身并不能提升任何人的积极率，它还不足以让你时刻提醒自己或他人"不要这么悲观，要积极"。欣欣向荣不是一个纯粹的意志力的问题。你的情绪就像是一条河。也许你和大多数人一样，情绪的河流从一个由低积极率标定的山谷里流过；也许你现在被激励着要把那条河往更高的地方移动。我请你做的是，把视线放在河床上，研究塑造情绪的地基。

要知道，**正是你惯常的思维模式设定了河床的位置和走势**。然而，即使心智习惯可能已经被塑造和强化了，你复原的机会仍然是存在的。许许多多的科学研究告诉我们，当人们改变思维过程时，他们也在改变着自己的情绪过程。这一点是确凿的，无论是对短期而言，比如你想要消除不必要的担心，还是对长远而言，比如你想要从全面的焦虑症中康复。并且它对于消极和积极的情绪同样适用，对于悲伤的低潮和喜悦的高潮一样有效。这是因为情绪的流动取决于你如何对当前情形进行解释。悲惨的解释产生悲惨的情绪；宽厚和乐观的解释孕育积极情绪。

你可能担心移动河流是徒劳的：难道不是大自然会取得最终的胜利吗？历史和基因的牵引力，难道不会在你放松警惕的那一刻，使河道恢复到原来的位置上吗？科学不是已经记载了幸福的设定值吗？如果幸福完全取决于基因，那么试图提高积极率就和试图长高一样无法实现，那还不如移动一座山。因为，如果以某种方式把那座山移动了，你就可以相当确信它不会再移回去。但是你真的能相信，一条河在被放到新位置上以后，会留在新位置？

尽管科学确实表明，基因对积极率有影响，但是科学还表明，这种影响几乎才占了一半。另外一半取决于你的境况以及你选择如何思考和行动。并且，来自神经科学的最新证据表明，**随着创造新的思维习惯，你就从根本上重塑了大脑**。这种神经可塑性，正如它的名字一样，意味着将河床移到更高的地方并不是徒劳无功的。**重塑大脑加强和巩固了你为河床所选择的新位置**。这意味着，无论你的情绪河流今天从哪里流过，随着时间的推移和持续的努力及关注，你都可以改变它的行程和位置。

着手改变

积极率很可能是决定你能否在生活中欣欣向荣的关键，因此，了解如何提高它是至关重要的。科学表明，我们可以通过学习重塑情绪来增加相关的积极情绪。当这样做时，并且当比值跨越关键的 3∶1 界限时，我们就会快乐和自足，而且更有创造性、坚韧性和效率，并且可能最重要的是，每天都成长和变得更好。事实上，我们当中的很多人，家庭成员、邻居、社区成员以及全球的公民都需要欣欣向荣。我们需要家庭中和全球范围内更多的人致力于让这个世界成为一个更适宜居住的地方，减轻社会中的许多负担。欣欣向荣的人将发挥这种积极的作用，而掌控积极率是起点。这是一个双赢的主张。如果你感觉好，你就会确实很好。

有很多途径可以帮你实现目标。事实上，有三种方法可以用来增加比值：增大分子，减小分母，或两者并行。下一章我将提供实例，说明如何改变这些关键的数据，使你变得更具活力。

从这里引申出的观点

如果你做了积极情绪自我测试，那么对于目前位于哪里，你就有一个大概的了解了。要获得一个更加准确的测量，在接下来的两周中，你要一方面继续正常生活，另一方面每晚都做这个测试。你现在也知道如何才能更深入地挖掘，通过使用昨日重现法来提炼出更精细、更准确的比值。

你可能和大多数人一样，积极率达不到标志着生活欣欣向荣的3∶1的比值。但不要绝望！通过努力，积极率数值是可以改变的。

这本书第一部分的目标是启发和激励。我的希望是，通过分享关于积极情绪的最新科学信息，来引发你亲自试验积极情绪的冲动。但是激励恐怕也仅限于此。为了带着激励去行动，你还需要更多，这就是这一部分的内容。它提供了你采取行动和在生活中做出积极改变所需要的具体指导和工具：你可以减少消极情绪，增加积极情绪，并提高积极率。接下来，让我们从第一项开始。

每个人的情绪都随时在变化着。不过，你可以通过多种方法准确地测量出自己的积极率。

绝大部分人的积极率都低于3∶1的门槛，平均在2∶1左右。不过，你完全可以通过努力来提高自己的积极率。

第9章

减少消极情绪

消极情绪并非来自我们遭遇的不幸，而是来自我们如何看待不幸。

既然这是一本关于积极情绪的书，那么，为什么要关注消极情绪呢？简而言之，一切都是相对的。第一部分揭示的科学发现告诉我们，积极情绪的价值主要取决于它如何与消极情绪较量。此外，科学研究确定，用于降低消极情绪的努力——着眼于积极率的分母是非常有效的。这是因为，正如之前所描述的，坏事情总是比好事情更加有力。对你而言，降低消极情绪可能是提高积极率最快和最有效的方式。

记住，你的目标是降低消极情绪，而不是消除它。有时候，适当的消极情绪是有用的，例如，失去后的悼念，为抗拒不公而产生的愤怒，或是对可能危害你或孩子的事物感到害怕。适当的消极情绪让我们更加脚踏实地、真实而诚恳。

你的目标是降低不恰当或无端的消极情绪。尽管一些消极情绪是纠正性和激励性的，但并非所有的都是。无端的消极情绪既没有益处，又不健康。当你在收银台前排队的时间超过预期时，厉声斥责会有帮助吗？你因为没有把衣服洗完而谴责自己，难道是正确的做法吗？当你因同事的随意评价而难以释怀时，又能够得到什么？有时根深蒂固的情绪习惯，会把不愉快的感觉扩展到有用的范围之外。消极情绪变得具有腐蚀性和让人窒息，就像一片猖獗蔓延的杂草，无端的消极情绪会迅速生长，并把积极情绪柔弱的嫩芽排挤出去。

在这一章中，我会着重介绍临床心理学中许多用来降低无端消极情绪的技术。我也将帮助你识别那些经常发生、并为日常生活注入不必要的消极情绪的事件，从一段可恶的上下班行程或一位恶毒的同事，到讽刺性幽默和闲言碎语。你对传媒信息的摄入也很重要。如果你对新闻上瘾或热衷于电子游戏，那么你正在冒着把消极情绪升高到不健康水平的风险。

我在这里想说的是，无端的消极情绪能够挟制你，就好像有黑色头套蒙住了你的脸。它让你受限和窒息，以至于你根本无法欣欣向荣。但好消息是，你能解放自己。

方法 1：反驳消极思维

失控的消极想法 ⸻⸻⸻⸻⸻⸻⸻⸻⸻⸻⸻⸻

这是糟糕的一周。已经是星期三了，我已经在电脑前坐了一个又一个小时，但是自周一以后，我还没能挤出 4 页。我要怎么完成这一章？为了处理丈夫的意外住院，我失去了 5 月份的写作时间，这样就不能按计划在夏季的几个月里写完这本书了。接下来，就要在秋季学期努力完成它，然而到那个时候我会有太多的事情要忙：我要教学，开始两个新的大型研究项目，指导研究生，主持一个又一个学术会议。等到要努力应付这一切的时候，我永远也无法完成这本书。我有一个朋友，刚刚花了 23 年完成一本书！天哪，现在我知道这种情况是怎么发生的了。当经纪人和编辑发现我的进程有多么滞后的时候，他们会后悔同意与我合作。他们会发现，当我向他们推荐这本书的时候，我只是在夸夸其谈。只要想到我已经变得多么失败，我的喉咙就越来越僵硬，胃痛，手指几乎没有力量来打出字。我今天毫无进展。为什么不就此放弃？

——— POSITIVITY ———

你有过这样的日子吗？没有赶上最后期限或达到你为自己设定的目标。这也许是一个工作目标，就像我的一样；或者，这也许是一个个人目标，比如买回列在清单上的全部食品，以便你能够为家人烹制一顿家常美餐；或者，也许你踏上体重秤，发现自己长了 5 公斤。无论发生什么原非本意、出乎意料的事件，消极情绪都能很快地失控，使你焦虑或抑郁。

在 20 世纪，心理学科学最大的进步也许是破解了一种可预测的模式，即消极思维如何滋生消极情绪，以至于恶性地发展成诸如临床抑郁症、恐惧症和强迫症的病理性状态。消极情绪，如恐惧和愤怒也可以孕育消极的想法。这种交互动态过程，实际上就是恶性循环如此棘手的原

因。消极的思维和消极的情绪相辅相成，当它们运行时，你就被拉入了它们的深渊。

要阻止这种消磨生命的循环，一个方法就是反驳消极思维。通过审查事实，像一名好的律师那样来进行反驳。现在回到我自己的恶性循环。是什么启动了它？是哪些消极思维和信念被触发了？那些思维和信念使我感受到什么？那些思维和信念与现实情况相比又如何？我的情况事实上是什么样的？当我真正纳入那些事实的时候，我感觉如何？

如果挖掘得足够深入，很明显，引爆我的是昨天的缓慢进展：我只写出了一页半的新内容。我有一个令人沮丧的开始：当发现我写了几乎和第 2 章一样的内容时，我最终丢掉了写出的两页。由于对写作成果感到失望，我笼统地概括："我永远也写不完这本书……"我完全否认了已经完成的成果，感觉好像要想写出新的一页是没有指望的了。由此我跳到了结论上：我开始确定自己需要努力且徒劳地在忙碌的秋季新学期完成这本书，并且注定要重蹈那位朋友为期 23 年的图书工程的覆辙。

我完全不成比例地放大了挫折，我开始确信，经纪人和编辑会发现我是一个失败者。在所有这些消极思维中，扭曲的逻辑也扭曲了我的胃，使我难以呼吸。我变得极其缺乏写作动机，甚至手指都感到泄气。我把自己逼进一团焦虑、绝望和抑郁的糟乱之中。

但是稍等一下。当我审视事实时，会发生什么呢？为什么不回顾一下我的写作日志？很久以前，我发现我的思维最清晰、工作最有成效的时间是在早晨。所以，我留出早晨来写作。像我这样十足的数据迷，在写作每一部分之后，我都会记录那个早晨花了多少小时来写作以及完成了多少页。

迄今为止，在我为写作这本书付出 48 个早晨之后，我的平均生产量是每天 3.03 页。在最有成效的日子里，我能写 5 页。在最没有成效的日子里，我写一页或两页。当开始这本书的工程时，我计算出每天 3 页的速度足以让我按期完成这本书。这样的速度也让我能够在其他工作项目上游刃有余，从主持新的研究和指导研究生，到履行教学和行政职责。因此，平均每天 3 页是我所需要的全部。而且这只是一个平均水平，有些日子我会写出更多，有些日子则少一些。事实上，昨天的确有所进展。我写了有关移动河流的内容。

并且，当我检查日历来检验我所得到的写作遥遥无期的"结论"的时候，我发现这个夏天至少有 20 个早上可以完全用来写作。计算一下，大约能完成 60 多页。鉴于这本书的计划，夏季即将结束的时候，我应该写到最后一章。如果幸运的话，我会完成这本书。但可能也不会。即使如此，也不需要用 20 年来完成一章中的一小段。我仍然可以在 10 月初截稿日期前完成这本书。

考虑到这些事实后，我的呼吸变得轻松了，胃里的纠结消失了，打字速度也更快了。我今天已经写了 3 页了，而且还有更多想写的内容。我觉得充满希望和活力。有一些比其他日子效率更低的日子是很正常的。

我的写作日志告诉我，我还有希望。而且我敢打赌，几乎每一个作家都会时不时地扔掉一些稿页。此外，考虑到在 5 月份面临的家庭医疗危机，将那一长串本想用于写作本书的日子挪为他用是非常正常的。那时，我的家庭比书更需要我，我当然不会改变当时的选择，所以存有遗憾是没有意义的。而且随着几个月以来插入写作日程里的各种插曲，我可以应付生活中的意外转折了。我原来的计划是要在夏天开始之前完成这本书，不过可以修改计划，并寻求其他途径来完成任务。

质疑消极思维，将消极情绪扼杀在萌芽中。 当反驳消极思维时，你就会只剩下一点轻微的失望，这是混合着希望的健康药剂。当你无法与之反驳时，你就沉溺在失望中，伴随着焦虑、绝望、羞愧、恐惧以及其他很多消极情绪。在这个消极情绪的土堆中，没有容纳希望或是其他良好感觉的空间。你会喘不过气来。

学习反驳扭曲的消极思维，是认知行为治疗的核心。 你并不需要被确诊为心理疾病患者，才能从这个技术中受益。你可以以尊重事实的方式，用它来让不可避免的消极情绪无法迫近。

重要的是你要认识到，反驳并不是痴心妄想的愿望，也并不意味着你只需用乐观的想法来掩盖消极的思维。事实上，尽管反驳具有积极的结果，但它完全不是积极思维。我的朋友塞利格曼将其称为"非消极思维"（non-negative thinking）。

反驳消极思维，并不是制止它们，把它们推出脑海或是粉饰它们。相反，当你对照现实来考虑它们时，你就实实在在地在化解它们。它们雾释冰融，就像《绿野仙踪》里，当多萝西把那桶关键的水泼到西方女巫身上时，她就消融了一样。你并不需要利用愿望来拔去无端的消极情绪的尖牙。在几乎所有的情况下，现实都是站在你这一边的。

方法 2：打破思维反刍的桎梏

我们的头脑常常是极度活跃的。当有什么坏事情发生时，比如你与配偶产生争执，就很容易在脑海中一次又一次地回顾它。你想，当他说我自私的时候，他是什么意思？……我真的自私吗？……如果不能让这场婚姻维持下去，我就注定要独自生活。……是不是我没有改掉坏习惯来经营我们的关系？……如果他是对的呢？……也许他真的不再爱我了。……我真的这么不招人喜爱吗？……

科学家把这种思维风格称为思维反刍（rumination）。它发生在你一遍又一遍地重温消极想法和感受时，你从各个角度审视它们，质疑它们。虽然是要"想通这件事"，但你确实不能取得任何进展。相反，你的思维停留在对一个问题无休止的僵局中，而且很快就变得不知所措和情绪低落了。你不能确定是否有一天能找到所寻求的答案。

这种思维方式煽动着消极情绪的气焰。这是因为当思维反刍的时候，你是通过消极情绪扭曲的镜头来看待一切的。而且消极情绪让你不能公平行事，它不允许你清醒地思考或者看到大局。研究表明，人们体验消极情绪的时候，会选择性地把消极思维引入脑海。这就是大脑的工作方式：创造一连串具有消极色调的想法。因此，当你思维反刍的时候，挖掘出的仅仅是给你的消极情绪火上浇油的想法。并且，由于消极情绪和狭隘的消极思维相辅相成，它们会拖累你。

对问题无休止的担忧和思维反刍，是使积极率一落千丈的重要原因。它让消极情绪翻倍，而且适用于所有的消极情绪。一开始你有点担心，然后思维反刍，于是担心导致全面的焦虑发作扩大。先有一点点悲伤，加上思维反刍，于是你产生了抑郁症的症状。愤怒也一样，经历了挫折，在内心大声叫嚷，于是你很可能用暴力来解决问题，或是在言语上带着一股火药味儿。由于有真实的消极情绪做引子，思维反刍会创造出像鼠穴一样不断蔓延的无端的消极情绪，强占你的心理空间。

思维反刍几乎不给你任何立场来反驳消极思维。毕竟，审视现实情况需要清晰的思维。在能对所面临的情况清醒地思考之前，你需要踩下紧紧包围着你的恶性循环的刹车。你需要打破思维反刍的桎梏。幸运的是，有一些经过科学检验的方法可以帮助你做到这一点。这些也同样是认知行为治疗的丰厚遗产的一部分，而这一次的重点是放在行为方面。

和许多事情一样，第一步是认识。你要能够在思维反刍发生的时候，发现那个恶性的循环。你必须认识到无休止苦思并不能给你带来任何好处。只有这时，你才能选择做一些完全不同的事情。

看起来最有帮助的，是有益健康的分心。做一些确实让你将思维从麻烦中转开的事情：慢跑，在大海中游泳，修理你的自行车，在体育馆举重，冥想或做瑜伽。无论如何，找到一个能让你完全投入的活动。也许，你可以给你的朋友打电话，问问他最近的旅游经历；或者，你可以阅读那些你一直都想读的文章；或者摆弄你的新手机。

你需要做的是提升情绪。当然，如果能找到一个你所喜爱的活动，也会很有帮助，这不仅能把心情从水沟里捞起来，而且还为你带来欢乐、迷恋或自豪。然而，分心也可以是中性的。只要能让你摆脱思维反刍，从顾虑过多中脱身，它们就符合要求。相当中性的活动可以打破思维反刍，并让你走出恶性循环。然后，一旦走出了消极情绪的下斜坡，你就有足够明亮的眼睛去反驳消极思维，并解决你所面对的任何问题。

你可能已经注意到，我说的是健康的分心。并非所有的分心都对你有好处。许多人试图用酒精或药物来麻痹他们的思维反刍。事实上，**高度倾向于思维反刍的人，也有更高的酗酒风险**。食物能成为另一种不健康的分心。有些人用食物来逃避痛苦的自我意识，这可能会导致暴食和其他情绪性进食的问题。而且，正如我将在这一章稍后部分讨论到的，沉溺于电视媒体也能够引发各种问题。例如，许多电视节目尽管吸引人，但也包含了大量的暴力内容。如果以这种形式来干扰消极情绪，等你将视线从屏幕上抬起来时，你的情绪状况往往更糟。同样的结果也可能发生在将 iPod 音乐播放器存满悲伤的歌曲时。认识到使用酒精、食物或媒体等手段来逃脱思维反刍是不可取的，可以帮助你选择更健康的分心形式。

慢慢认识到思维在什么时候走投无路，创造一个帮助你分心的活动的库房，以便打破思维反刍的桎梏，并提升积极情绪。

方法 3：变得更有觉知力

习惯性思维是河床，情绪是河流。消极思维必然会产生，然而这时消极情绪往往一涌而出，似乎在你的控制之外。消极思维能够发展出一长串的联系，用讨厌的消极情绪填充脑海。拦截住这个涌流，抑制住消极情绪，就显得很诱人。但是科学表明，企图阻断消极思维和消极情绪的尝试会适得其反。抑制并不能降低讨厌的消极情绪，反而会使你心理上、肉体上和思维上的痛苦加倍。也许与人们的直觉相悖，**对消极情绪保持开放性要比把它挡在外面更健康**。另一种经科学检验用来遏制消极情绪势头的方法是修炼觉知力。

在佛教中，用来培养正念（觉知力）的冥想练习已经经过了数百年的积累。许多人把佛教看作来自东方文化的一种宗教或精神修炼。然而西方的科学家，包括我自己，逐渐把它看作更多的东西。鉴于它细致地描述了人类思维如何运作以及我们如何才能有意识地将思维训练得更健康、更快乐，佛教也是一门真正意义上的心理学。

乔恩·卡巴金（Jon Kabat-Zinn）是在 20 世纪 80 年代初期，从古老的佛教修炼中将觉知力心理学精选出来的第一位西方科学家，他还把它教给波士顿地区的医疗患者。他把这项成果称为"正念减压疗法"（或MBSR），并给了患者一个关于觉知力的简单定义：**"觉知力意味着以一种特定的方式保持注意，关注目标，在当前的时刻，不带任何评价。"**变得更有觉知力，然后，以完全的意识并不加评判地关注你自己的内心体验。在心理上，你从思维和感官的溪流中后退一步，获得对于你的思维更广泛的视角。在实践上，你要学会用一种不反应的方式冷静地观察思维内容。

你要学会把一个想法就当作一个想法来接受：这仅仅是发生在脑海中的一个事件，它的产生、形成和经过就像天空中的云朵一样，很快就消散了。在觉知的状态中，你更有可能接受一个人的想法，哪怕是消极的想法，而无须在情绪上按照它们行事或对它们作出反应。

觉知力的力量在于，它可以从根本上切断消极思维和消极情绪之间的联系。当你学会将一个消极想法仅仅当作一个想法来接受时，也就是这个想法会随着时间而过去，你就消除了它。认识到消极思维和消极情绪是相辅相成的，你就能够选择不要让前者走向后者。你可以接受一个消极的想法，同时选择不去放大它。

觉知是一种技能，它并不是天生的。就好像学习弹钢琴或是打网球，它需要教学和实践。这是佛教修炼和卡巴金模型中共有的观点。觉知力的正式培训现在已经积累了让人惊叹的记录。大量的科学研究证实了开展觉知力的练习给身心健康带来的好处。比如，那些参加了卡巴金课程的人，已经体验到较少的压力、较轻的疼痛、较低的焦虑、更清爽的皮肤以及更强的免疫功能。

在卡巴金科研成果的激励下，其他科学家已经把觉知意识纳入有效的治疗中来，包括防止抑郁症复发、减少自伤行为、缓解强迫症以及更好地管理慢性残疾给自己和亲人所带来的压力。科学也证明，觉知力训练给大脑留下了持久的印记。它改变了支持着情绪反应的大脑回路的基本代谢，降低与消极情绪有关的回路的活动，并增加与积极情绪有关的回路的活动。这意味着你可以有意识地改变大脑的工作方式，可以利用神经可塑性来移动自己的情绪河床。

当然，参加课程或讲习班并不是绝对必要的，你也可以借助阅读这本书或者其他介绍觉知力的书。我可以用个人的经验告诉你，阅读这些书并且开始冥想练习，能让你朝着正确的方向前进。早在 20 世纪 90 年代末，我就是这么做的。我读过卡巴金的一本书，听了他的一些指导性冥想并自学冥想。身为数据迷的我，再一次追踪了冥想练习的开展对我的日常情绪和心理定向所带来的影响。结果很清楚：我不那么焦虑了，而且能够更好地集中精力，无论是在工作中考虑研究想法或教学计划，还是在家里与丈夫交流，或是为我们第一个孩子的出生做准备。我甚至把在冥想的状态下的劳动和生育痛苦的减轻，归功于刚刚发展出的觉知技能。

方法4：拆除你的消极情绪地雷

第8章展示了如何利用昨日重现法来定位消极情绪地雷。要发现它们，你也可以通过回顾自己典型的日常惯例，询问自己在哪些情况下引入最多的消极情绪来实现。是上下班行程？用餐期间？与某些家庭成员或同事的互动之中？一旦你把普通的犯罪嫌疑人围捕起来，问问自己，这种消极情绪是必要吗？它是不是毫无缘由的？还是两者兼有？

仔细考虑当时的情况。但是保持警惕，你需要用清晰的双眼来做到这一点。如果问题事件已经顺利地结束了，那么很可能你已经除去了影响你判断特定事件的消极情绪透镜。然而，在进行事后检验之前，考查一下你现在的感受。感觉中性或是积极都可以。科学研究表明，我们在这种状态下做出的自我评估最准确。如果你注意到自己现在有一些消极情绪，喘口气歇一下。先试着利用第11章中的另一种消除消极情绪的工具。当你感觉好一些的时候，再回到对自己的研究。

以下是如何分辨必要的和无端的消极情绪。**必要的消极情绪让你正视事实，并推动你前进。**当失去对你来说很宝贵的东西时，你很可能需要哭出来。哭泣是非常必要的手段，它能帮助你继续前进。上班或在家时，为了强调关于什么是对的、什么是公正的而大声说话，常常不太容易。这样做可能会引起愤怒、焦虑等。但是，这也许你能够把工作团队置于一个更好的环境，或清除你婚姻中潜在的紧张因素。同样，为一个错误的行为而感到内疚，可能会成为一个学习经验。一些会带来消极情绪的事件是日常交往中不可避免的。它们被情境中的现实唤起，并且是与这些事实相称的。这种消极情绪帮助你保持健康，提高成效，并立足于现实。

与此相反，**无端的消极情绪不能把你带往任何有益的地方**。它是过度的、多余的、丑陋的——超出比例地炸毁一切。也许这反映了你身上一种以自我为中心的策略、一次缺乏考虑的言语攻击、一段大张旗鼓的自责。它因消极思维的缘故而发展成消极情绪，并且它逗留的时间远远超出了它的有效期。

当你发现无端的消极情绪时，问问自己，这个活动或情况是否有可能重演。它对你来说是平常的吗？如果是这样的话，想一想你是否需要重复它，这是否是完全可以避免的。10 多年前，在看完一部大受好评却极其暴力的电影，将要离开电影院的时候，我和丈夫感到自己仿佛刚刚经历了那种消极的磨难。我们一致认为，刚刚目睹了远远超过我们所需要的恐怖。如果现在有人建议我们去观看已经知道将超过限制的暴力电影，我们俩中的任何一个人都会说："为什么？我不想去。"我们会选择一部不同类型的电影，或者做些别的事情。有时，带着一点自我认知，你就能够完全避免那些引发无端消极情绪的情况。这就像是选择及时把食物从盘子里冲洗掉，而不是在你明知会导致一场肮脏的厨房劳动的情况下，让它凝固成硬邦邦的一团。

当然，你无法避免所有引发消极情绪的情况，就好像每天的上下班和洗衣服、看牙医不可避免一样。如果不能避免引发不必要的消极情绪的情况，你至少有三个办法来制止它：你可以改变情境中的消极要素；你可以植入带来积极情绪的要素；或者你也可以改变它的意义。

你可以改变消极要素。 假设你认识到，上下班对于你的积极率是一个特别的拖累。虽然你完全可以选择远程办公，或是搬到市中心的一个离办公室大门只有几步之遥的公寓里，但是假如在未来至少一年左右，长途驾车是不可避免的，那要如何改变情况呢？例如，你想要更多地了解什么？物理？历史？诗歌？小说？无论是什么，你都能发掘无尽的潜力，把驾驶转变成一段令人愉快的学习体验。或者，你可以找一个人来与你分享旅行和学习体验。或者，你可以用坐火车或公共汽车来取代自己驾驶，并且用老式的做法——捧一本书蜷缩着，或用新式的做法，这完全取决于你。

你可以植入积极要素。 假设你发现，你在每个工作日的早餐和午餐时间充满了焦虑，你总是吃得很匆忙，并且心里还在思考如何安排今天的事务，这就是你要重新分配注意力的时候了。关注吃饭的那个时刻，放下关于"下面做什么"的想法，以"现在是什么"取代。如果我们全神贯注的话，吃饭本身就会带来愉悦和感激。将用餐时间花在体验进食的感觉上，不仅能化解不必要的消极情绪，还能释放隐藏着的积极情绪来源。注意你选择的食物的称心味道和口感；想一想你的食物来自哪里；想想参与其中的农民、杂货店和厨师，他们的馈赠滋养着你。

慢慢地，通过带着觉知力进食，你甚至可以减轻体重，因为你对于身体的微妙信号变得更敏感了。最重要的是，不要同时进行多种任务。

你可以在用餐的之前或之后拨出时间来整理事务清单，在纸上或掌上设备中将它具体化，这样它就不会在吃饭的时候侵入你的思维空间了。

你也可以改变触发过度消极情绪的事件的意义。我可以把"写一页半扔两页"理解成我是一个失败者，但是我也可以将它理解为我是一个作家。你可以把看牙医看作是一次痛苦的体验，或者在不过度夸大的情况下，将它看作是一次对于不适的挑战，再或者，你可以选择将它作为一种必要的保护自身健康的手段来接受。

像这样的重新诠释，拔去了消极情绪的毒牙。一旦你对生活中反复出现的无端消极情绪的来源感到适应，你就会知道什么时候你最需要建立新的积极情绪。试验一下，将这些新的意义铺到新河床上。观察它让你感觉怎样，它如何让你平静并推动你前进。

虽然每个人都必须靠自己来发现生活中反复出现的、带来不必要的消极情绪的事件，但是我发现少数的消极情绪地雷是值得挑出来做更深入的讨论的。下面是三个关于媒体习惯、社会戏谑和有害的人际关系的处理方法。

方法 5：调整你对媒体信息的摄入

"流血的新闻可以横行无忌。"很多人都听说过这个关于新闻的经验法则。消极情绪畅行无阻，因为市场营销人员早就发现了科学家们发现的东西：**消极情绪抓取你的注意力，把你吸引进来，并让你一直关注着。**当然，我们都需要不断了解发生在我们社区里、国家中和世界上的事情，这其中必然有一些事情是不可避免的、糟糕的：森林火灾、枪击、战争。但是，当记者和其他媒体从业者把所有这些引人入胜的故事汇聚在一起的时候，呈现出来的画面是不平衡的。

　　事实上，调查表明，越是经常看电视的人，对世界的判断就越暴力。你可能会认为那些经常看电视的人只是对世界上的罪恶更加消息灵通罢了，但事实并非如此，他们严重地高估了暴力行为的比例。看电视较少的人们对于每天都可能遇到的风险，有更加准确的判断。通过电影、电视、电子游戏等，暴力也同样被用来吸引和娱乐我们。观众显然乐于被推到他们可接受范围的边缘。暴力娱乐是世界经济的一个繁荣部分。然而，观看暴力媒体信息的后续心理成本，已经被充分地研究了。科学表明，随着对暴力媒体信息的摄入，你也增加了自己在大大小小的事情上变得暴力的可能性。你更有可能伤害别人，对别人起疑心，并认为暴力是解决人际关系问题的可接受办法。**媒体的暴力信息击退了你的同情心和仁慈。**

　　然而，由媒体催生的消极情绪常常比暴力微妙得多。例如，想一想充斥在视觉媒体中关于骨感、性和美感的隐含信息，媒体教导我们什么是被期待的以及什么是"正常的"。这常常让观众，尤其是年轻观众觉得他们达不到标准。这能够为一种持久的羞愧感奠定基础，从而影响他们和同伴的互动，或者降低他们每天的快乐程度。

　　如今，我们越来越关心吃什么样的食物。如果不想摄取毒素，就会购买有机农产品；如果要避免摄入不健康的脂肪，就会阅读成分标签。但是我们想都不想地摄取着有害的信息。当你关注生活中一再出现的、增加无端的消极情绪水平的事情时，请密切注意你在接收媒体信息之时或之后的感受。你感受到的所有消极情绪都是必要的吗？其中有一些是不是无缘无故的？要怎样才能改变你对媒体信息的吸收，从而挡住不必要的消极情绪？我找到的一种解决方案是从网上获取新闻。这样我可以浏览标题，对于所"吃"的东西更加挑剔。媒体摄入是一柄双刃剑：它给你信心、给你娱乐，但常常以降低你的积极率为代价。

方法 6：为嚼舌与嘲讽找替代品

在大多数的日子里，你与同事们交流故事或者与朋友和家人闲聊，就像是一位好莱坞的电视制片人，你寻找观众并选择你想传达的信息。如果你和许多人一样，随着时间的推移已经学到：一点点的语言暴力是有趣的，它能引起你的注意。这可能是吸引你对他人的小毛病嚼舌或是对你的交谈对象变得讽刺挖苦的原因。但是这些自娱自乐的方法是一种双刃剑：它们是要让你和其他人付出代价的。

如果嚼舌或讽刺幽默对你来说已经习以为常，那么考虑一下你是不是无端地束缚了自己的积极率，也把周围其他人的积极率降低了。如果这属实的话，挑战一下自己，去找到替代品。当你谈论别人的时候，强调他们的积极品质和好运，而不是缺点和错误；当你想要取笑别人的时候，轻描淡写地说一语双关的话，而不是冷嘲热讽；避免使用隐性的言语攻击，否则会使你或你的交谈伙伴感到不必要的内疚、羞辱、恼怒或难为情。正如我们所知道的，存在着必要的消极情绪的场合比比皆是，所以没有必要通过每天的戏谑来制造消极情绪。这样做会无端地削弱你的积极率，并压制欣欣向荣的可能性。

方法 7：应付周围的消极源

假如不是你，而是别人呢？在你每天无缘无故的消极情绪片段的舞台中心，某个人不断地出现。也许是工作时坐在你旁边、对一切都充满抱怨的同事；或者是你的动不动就发怒的老板；或者，也许你的配偶非常善于给你泼冷水。一次又一次地，有人问我这个问题："我要如何应对我生活中消极的人？"

在这里，我认为最好按照三个基本方法中的一个来行动，这是在任何情况中都能约束无端消极情绪的方法：改变社会环境，改变视角，或者改变它的意义。虽然限制与这个消极的人的接触是完全可行的，但这么做应该是最后才用的手段。其他三种方法，我将其称为"社会合气道"能很好地、最充分地把关于你自己的知识以及你内在的进行改变的能力教给你。

合气道是一种日本武术，它的创始人将其描述为"平和的艺术"。合气道的指导原则是，在不对自己或攻击者造成伤害的情况下，消除侵犯。这是以下三种技术所共同具备的本质。把这些技术看作向那些正在遭受痛苦的人们提供同情心、爱心和开放性，从而中和消极情绪的方法。

改变情境。想一想你如何能够改变你和这个人交往的典型情境，从问自己一些棘手的问题开始。我劝你认真仔细地考虑这些问题，迫使自己对这个自我探讨做到真正的开放，看看会有什么浮出水面：我有没有无意中助长了这个人的消极情绪？我是不是通过我自己的反应或言语挑起了它们？当我们互动的时候，我是不是在某种程度上把自己关闭了？我对这个人做出了什么样的假设？

我们总时不时地预先对别人做判断。因此，你需要迫使自己去发现：你对这个人做了什么假设。一旦你找到了隐藏的假设，探究一下这些假设怎样影响了你对这个人的行为。尤其你的假设有没有可能让你变得比较不开放、不好奇或不够热情？人们常常会用消极情绪作为一种引起你注意的方式，无论这种做法看似有多么幼稚。

所以试着检验一下，当你们在一起的时候，你是如何表现的。当你坦率地给予关注和表现出开放态度的时候，会发生什么？表达出更多的热情，提出更多的问题。当信息更轻松的时候，表现出特别的兴趣；当信息无端地变得阴沉时，少表现出一些兴趣。

另一种改变情况的方式是积极主动地制订你们共同的工作日程。选择激励你的合作性活动，并考虑一下是否可以延迟那些让你烦躁的任务，例如清理账单或打扫卫生，直到你们不太可能煽动起共同的消极情绪火焰的时候。

最后一种改变情况的办法是，当消极情绪露面的时候，注入同情心、希望或者幽默。遏制住你用"针锋相对的"回应去对待无端的消极情绪、从而又给它添油加醋的倾向。你不需要让问题升级。相反，你应该为彼此间传递出来的消极信息提供积极的变革，将它们的"半空状态"转变成"半满状态"，指出你们两个人都会认为有趣的方面。科学研究表明，当某一个同伴能够以某种方式打破消极互动的循环时，通过以中性或者积极的方式来回应消极情绪，这种关系带来的结果，要远胜于那些交流双方都彼此以恶意回应的结果。

改变视角。另一种策略是考虑你如何能关注到这个人不同的方面。当然，他们总会存在让你不喜欢的方面，但是他们有什么积极的品质？你欣赏他们的什么方面？也许你的同事比团队中的其他任何人都更善于分析预算，让团队在财政上收益更多；或者，也许你的老板经常爆发的愤怒，与他积极地对世界做出的杰出贡献相匹配。想一想你的配偶忠心诚意地支持你的那些时候。想一想你如何能让你所欣赏的那些东西有表达的机会。科学研究已经证明，在人际关系中，那些你给予关注和投入的领域，随着时间的推移，会在影响力和重要性上有长足的发展。

改变意义。另外一个实验的契机是针对你赋予这些情境的意义的。不要把这个人看作让你情绪低落的原因，相反，思考一下这个人或者这种情况可能是一位乔装的老师吗？他们很可能是的，如果你将与他们在一起的时间重新定义为一个挑战的话，一个让你变得更有觉知力、更少批判性或者更多同情心的挑战。毕竟，你可以选择是否对这个人发散出的消极情绪做出反应。没有必要让他们的消极情绪也成为你的。以一种带有觉知力的方式来处理你自己的反应，这甚至可以消除一些让这个人的消极情绪燃烧的燃料。即使它没有做到，你还是提前走出了困境。你会在觉知力上得到进一步的发展。

当参加那个为科学家们主办的、为期 7 天的静默冥想静修时，我对此有很深的体验。我们的老师多次呼吁参加者要准时到达冥想大厅，并一直停留到正式的团体练习结束，从而减少干扰。尽管如此，我旁边的家伙每次都在冥想开始 10 分钟或更久以后才到，并在任何他喜欢的时候离开，这扰乱了我美妙的冥想。到第 4 天的时候，一位老师直接地处理了这种形式的干扰。他劝我们首先要带着觉知力去承认我们所感受到的愤怒："这是愤怒。它伴随着一种想要咆哮的冲动而来，让你想要痛骂他人一顿。"然后，他建议我们默默地感谢迟到者，把这当作一个学习的契机：帮助我们练习不批判和不回应。他指出，感激会为我们建立同情心，并恢复我们的宁静。

我惊叹这个简单的重新定义居然这么有效。它每次都化解了我的烦躁。后来，当我迟到的邻座窸窸窣窣地进来、扰乱了我的冥想时，我就会在心中默默地表达我的感激。这种重新定义总是会给我的脸上带来微笑，无论多么轻微都使我重新回到我所在的地方。你可以亲身体验一下。这是最佳状态的社会合气道，帮助我们在不伤及自己或他人的情况下解除消极情绪。

从这里引申出的观点

我们现在近距离地看到了你生活中消极情绪的数量，必要的和无端的，而且我已经介绍了一些你能够使用的工具，以便拆除不必要的消极情绪。第 11 章会提供更多。据一个又一个研究记载，这些工具是有用的。它们已经被反复证明可以使人们的生活产生积极的改变。我可以肯定地说，它们值得你花时间去学习并使用。试着反驳你的消极思维，并用健康的分心策略来打破思维反刍的桎梏。尝试带着觉知力的意识。我们都能极大地提升自己的积极率。从你的分母上去掉一些重量就是一个伟大的开端。

然而，这还不是故事的全部。我们总是会得到一部分的消极情绪。

这就是生活。为了给它提供一个健康的平衡力，你还需要学习如何提升积极情绪。现在你已经知道如何丢掉那个黑色头套了，让我们来看看充分绽放需要采取哪些措施。

提升积极率的一个方法是减少不适当的或无端的消极情绪。你可以通过反驳消极情绪思维、打破思维反刍的桎梏、提高觉知力、调整对于媒体信息的摄入、应付身边的消极源等途径来实现这一点。

如果不能避免产生消极情绪的情境，你至少有三个办法来阻止它蔓延。你可以改变情境中的消极要素，可以植入带来积极情绪的要素，或者可以改变它的意义。

第 10 章

增加积极情绪

放慢你的脚步，细细品味生活中的美好，无论是一个微笑、一次触摸还是一个拥抱。这里总共有 11 种方法，每种方法都能让你离幸福越来越近。

消除生活中无端的消极情绪是一个伟大的开端。但是，让我们现在来关注你积极率当中的分子。你要扩大分子，由衷的积极情绪是打开你生活的欣欣向荣之门的钥匙。新的科学研究表明，一旦比值升到 3：1 以上，你就会更快乐、更有创意和更加坚韧。你将会不断成长，每天都变得更好。一旦比值进入这个活跃、繁荣的领域，你就已经做好了准备，来为这个世界做出它正迫切需要的积极贡献。

方法 1：真诚很重要

花点时间来领略"由衷"这个词。要真正地从内心中感受到积极情绪，你需要先慢下来。现代生活的步伐毫不停歇，让你不断地关注外界，远离了你的内心。随着时间的推移，这种情况麻痹了你的心。为了增加积极情绪，你需要让心"反麻痹"，让它感受，让它敞开。让自己足够地慢下来，让你可以用心去看、去听和去感受，而不仅仅是用眼睛、耳朵和思维。吸气，并充分吸收围绕在你身边的美好，与那份美好建立联系，陶醉其中，同时带着一种真诚的态度。这种减慢的速度解开了你由衷的积极情绪。

这一点为什么重要呢？因为不能被感受到的积极情绪，没有在你的心中或身体内留下印记的积极情绪是空洞的，它对你没有好处。实际上，它甚至比没有好处更糟糕，甚至能完全是有害的。我们早在第2章就提到过，假装的微笑与愤怒的冷笑一样，预示着心脏的崩溃。与积极情绪不相符的积极言辞，使身体在应激激素中浸洗。**不真诚的积极情绪完全不是积极情绪，它是消极情绪的伪装**。为了从真正的积极情绪中受益，无论是一个微笑、一次触摸还是一个拥抱，你都需要慢下来，并汲取那个姿势所代表的意味，让它成为由衷的。

在21世纪以前，科学家们很少关注对由衷的积极情绪的提升。诚然，少数的科学家，包括我自己在内都在不辞辛劳地去揭示积极情绪产生的原因和后果。但是，我们大都孤立地工作着，而且只有很少的从业人员会主动去应用我们揭示出的科学发现。

如今，这种局面已经发生了翻天覆地的变化。自21世纪开始，美国心理协会前主席塞利格曼就将建立"积极心理学"的新科学运动作为自己的使命。塞利格曼认为，心理学已经不知不觉地采用了一种病态模型，主要关注如何减轻人们的痛苦。事实上，他把自己大部分的职业生涯都贡献给了认识抑郁症和发展遏制它的干预措施。虽然这毫无疑问是一项有价值的事业，但是心理学对于降低消极情绪及其带来的害处的强烈关注，几乎把其他的一切都遮盖住了。塞利格曼指出，很少有珍贵的科学研究专门致力于发现如何唤起让人生更有价值的东西。

如果生命的可能性的范围为 −10~+10，心理学此前在将人们从 −8 移动到 0 的能力上，已经取得了卓越的进展。但是我们对于如何将人们从 0 往上提高到 +6 或者 +10，却知之甚少。塞利格曼请心理学家们想象，如果他们将注意力延伸到减轻人们的痛苦以外，把培育人类的欣欣向荣划进来，他们所能够做出的贡献将是怎样的。

这个想法不胫而走。人们对它充满渴求，不管是科学家还是从业者。我在积极情绪方面的专业知识，让我站在了积极心理学的最前列。在位于墨西哥的风景秀美的艾库玛尔，在一次为了促进这个新运动而举办的会议中，我阐述了这个使命以及这个新的积极心理学的范畴。短短 10 年的时间，积极心理学已经对于如何破解积极情绪发展出了丰富的信息。这一章就聚焦于此。

方法 2：找到生命的意义

贯穿于这一章中精选的多种方法的，是一条共同的主线，即惯常的思维模式。你的思维反映了你是如何解释目前的情况的，你从它们当中找到怎样的意义。接下来，**要提升积极情绪并且把积极率往高地上移动的一个关键途径就是，要在你的日常生活情境中更加频繁地找到积极的意义。**

　　找到积极的意义是有可能的。当地天气预报是预测了部分多云的天气，还是部分晴朗的天气？杯子是半空还是半满？你在生活中所面对的大多数情况都不是百分之百糟糕的。所以，发现好的方面的机会以及在你当前的情境中诚实地强调积极意义的机会，是始终存在的。将不愉快甚至是悲惨的情况以积极的方式重新定义时，你就提高了积极情绪。

　　当然，这种"一线希望"式的积极情绪往往是微妙的，它并不能完全中和令人生厌的情况。但是请记住，消除消极情绪并不是你的目标。即使积极情绪没能驱除消极情绪，它仍然释放了积极的动态系统。从第6章中描述的我在"9·11"以后开展的实验中，我们能看到这一点。在这场国家悲剧之后，积极情绪提供了一条生命线，让一些美国公民在抑郁症的恶性循环中刹住了车，并恢复过来，甚至变得比以往更加坚强。同样，研究亲人丧亡后情绪动荡的科学家也已经发现，体验到交织在悲伤中的一些由衷积极情绪的人们恢复得更快。一些丧偶的人们，通过回顾所失去的爱人的良好品质来培育积极情绪。其他人则通过珍惜他们接收到的、来自健在的所爱之人的关照，来实现这一点。还有一些人，通过恢复日常活动以及为他人提供帮助，来重新点燃他们的积极情绪。不管他们是如何做到这一点的，积极情绪在他们内心中都开辟了为未来制订计划和目标的足够空间。计划和目标是被积极情绪拓展了的思维的果实。而且毫无疑问，连同积极情绪一起，拥有计划和目标是帮助丧亲的人们重新恢复的必备良药。

　　意义即解释，是你对自己目前状况所说出的道理。无论承认与否，你整天都在建构意义。虽然你可能认为这些微不足道，但是如果用积极的方式来考虑它们，你就为积极情绪的河流铺平了道路。

那么关于更大的意义又如何呢？关于生命本身的意义又怎么样？你对于生活的全貌做出了怎样的诠释？你如何对自己讲述，你的生活为何经历着它所经历的轨迹？讲述的这个故事能够激励你吗，还是让你感到情绪低落？你能够充满信心地说出你生活的终极使命是什么吗？如果可以的话，那个使命是否能够作为你的试金石、指南针，当你被摇荡偏离航线的时候，帮助你回到正确的轨道上来？

尽管你心智习惯的河床，总是随着每一天的展开，通过你做出的小诠释积累塑造而成，可是阐明你最大的意义——你生命整体的意义，可以为你每时每刻建构的较小的意义提供一幅蓝图。

方法 3：品味美好

一线希望式的积极情绪源自从坏事情中找到好的方面，源自将消极的事物转变为积极的事物。**提高积极情绪的另一种策略是从好事情中寻找好的方面，将积极的事物变得更加积极。**你可以把这个称作锦上添花的积极情绪。

当有什么好事情将要发生在你的身上时，你会对自己说什么？当你被好运气包围时，你在想什么？或者当某些美好的事物从你后视镜的视野里退去时，你脑海中闪过的是什么？人们的反应各不相同。有些人让怀疑和猜忌带路，"这不会真的发生在我身上""这是不可能发生的！"，或者"我知道这不会持续太久"。其他人会以这样或那样的方式，不对它多加考虑。美好仿佛突然接近了他们，接着又同样迅速地消失了。然而，有些人找到了品味美好的方法。

　　无论是在他们的未来、现在或是过去，他们以下面的这种方式来思考它，从而让它延伸、给它打气。在一些好事情发生以前，这些人可能会告诉自己，当……的时候就太美妙了。当这种事情发生的时候，他们可能会想，我真想完全陶醉在其中。然后，在这个事件过后，他们可能会在自己的想象中重演它，重温它带给他们的一切美好感觉。像这样品味的人们，能从生活中汲取更多的积极情绪。

　　人们是否会自然而然地品味美好，往往是一个关于自尊心的问题，关于他们是否觉得自己"应当得到"好事情在自己身上发生的运气。尽管如此，品味是一种你可以开发的心智习惯。在第 5 章介绍的我的实验研究，证实了品味的能力是你可以建构的一种资源。除了简单地接受美好，你还可以学会去品尝它、深深地欣赏它的每个方面。如果品味对你来说还很新奇，那么学习去做好它，随着你在愉快事件的前中后期提取出更多由衷的美好，就能使你的积极情绪会提高到三倍。品味只是意味着以这样一种方式来考虑好事情，也就是你有意识地创造、强化并延长你对它们的由衷的享受。

　　品味需要你放慢脚步并有意识地去关注，这就好像花时间去欣赏准备一顿美餐所包含的各个好的方面，从感受新鲜蔬菜和调料的香气到沉醉于调配作料所带来的成就感。然后，当完全沉浸在与朋友或家人一起分享你的杰作时，你能品味更多。

　　但是请记住，品味不是分析。提高积极情绪要求轻微的心理碰触，把经验作为一个整体来接受，欣赏它带给你的感觉。不要解剖它或是以其他方式把它扯开。回想一下那些证明了过度分析会打击积极情绪的实验。

享受电话时间

　　品味也意味着改变你的情况。约翰，我的积极心理学研讨会上的一名学生，试着将品味加入他自己的生活中。那是他离开家上大学的第一个学期，他最爱的人——家人和女朋友不再存在于他的日常生活中，而是存在于电话里。对他来说，通电话从来没有变得这么重要过。但是他逐渐意识到，从青少年时候开始他就养成了不好的电话习惯。他会边打电话边上网，或者在公共场合打电话。受到关于品味的科学工作的启发，约翰怀疑他自己身上缺了些什么。他与亲友的关系对他来说很重要，但他并没有同样重要地来对待他的电话。于是，他决定改变。每当与女朋友或双亲中的任何一个人通电话时，他就会关掉电脑，并找到一间有舒服的椅子的私人房间。这样，他就能够更注意他们所说的话以及他们的感受。他也更善于自由地和他们分享自己的经历。他的积极情绪上升了，尤其是对希望和爱的体验。通过改变自己与生活中重要的人通电话的情境，约翰能够品味他与他们在一起的时刻了。他很惊讶，与亲人间的心意相通让他感觉非常好。他已经学会了如何珍惜。

POSITIVITY

　　品味不必是一种私人的活动。科学家已经证明，**一种最简单的、使你从好运中加倍获得积极情绪的方法，是养成与配偶、亲人或者亲密的朋友分享好消息的习惯**。让他们参与其中，与你一起庆祝。你可能要怀疑，这个人会做出何种反应还不确定，他会给你泼冷水吗？或者表现出明显的沉默吗？或是做出评价："他们对每个人都有奖励，你不知道吗？"或者，他们是否会真心为你的成功干杯，并鼓励你充分地享用和庆祝好运？如果他们积极地支持你，你从那个单纯的好消息中收获的积极情绪就会显著地增长，而且作为额外奖励，你的人际关系会盛放。你们变得更加亲密，并且更加愉快地交织在一起。这给了你更多理由去品味，品味可以带来更多的积极情绪，你就进入了良性循环的领域。这一切都只是来自对你的好消息的分享。

方法4：数数你的福气

通过移动习惯性思维的河床，你可以把不好的事情重新定义为好事情，并把好事情变得更好。你甚至可以对普通的事情采取同样的做法。你可以选择一些平凡的、沉闷的和普遍的事情，让它们迸出火花。

你可以通过计算自己的福气来实现这个心理上的转变。让日常生活中曾经看似被遮掩住或是完全平凡的方面，作为名副其实的值得珍惜的礼物重演。例如，在每天赶公交车上班的路上，你都会经过附近的店铺。也许你从来都没有真正注意到，摆放在水果摊前人行道上的、大水桶里的插花。但是有一天你注意到了。你意识到鲜花给人们带来喜悦，今天晚些时候在家里把这些花中的一部分插进花瓶里的每一个人，都将被赐予这份喜悦中的一部分。但是此时此刻，这满满的喜悦全都是你的。你欣赏着鲜花生动的颜色和浓郁的香气，觉得充满生机，你的眼睛睁大了，步伐加快了，你发现自己对于每个工作日都需要经过这个店铺而觉得感恩，你发现自己期待着看到每一天的新收获。当你日复一日地经过这家店时，你感受到了幸福。

将看似平凡的事件当成福气，所带来的收获可能在人际关系中更加

显著。善意在人际关系中是很普遍的，以至于有时甚至褪色成背景。然而，当识别出并真正理解了别人对你的善意时，你会觉得感激。他们的体贴触动了你的心。当用语言或行动表达感激时，你不仅提高了自己的积极情绪，也提高了他们的。并且在这一过程中，你加强了他们的善意，也巩固了你们之间的关系。

几年前，奥普拉推广了记一本感恩日志的想法。她鼓励人们每天都写下热爱的 5 样东西，并声称"这个简单的练习将改变你的整个人生观"。作为一名积极心理学家，我想说奥普拉是相当击中要害的。科学家们随机地分组让一些人定期记录使他们感激的事物，其他人得到不同的日志任务，或者什么任务也没有。结果，定期把注意力投入生活中以感到被赐福的那一组被试提高了积极情绪。然而也出现了一些变数，例如一周中只用几天来计算福气要比每天都计算更好。每天都这样做可能使它太单调了，这会打击由衷的积极情绪。

方法 5：计算善意

善意至少有两个方面。当计算福气时，你常常会赞赏别人对你是如此友善，这引起了你的感激之情。而在实验中，我们认识到善意的另一面——另一个提高积极情绪、却简单而不费成本的方式。当我与合作者要求被试更多地意识到自己对别人的善意，并对每一个善意的举动都保持日常的统计时，他们的积极情绪就大大地提高了。这种"计算善意"的干预措施似乎很有效的，因为欣欣向荣的人们更习惯于表现善意，关注他人，对于善意如何能够发挥积极的作用更加敏感。**善意和积极情绪相辅相成。只要认识到自己的善意举动，就能够启动这种良性循环。**

发展一种眼光来欣赏自己的善意只是一种心理转变，你会注意到它更多的方面。你能够通过增加善意举动，使积极情绪大幅提升。实验表明，有意识地增加善意可以提升积极情绪。但同样，时机也非常重要。每星期在单独的一天里做几件大好事会很有帮助，而把它们分散在整个星期当中则不然。不要感觉这是例行公事或是司空见惯，要让你的善举新鲜和不平凡，创建一个固定的"善意之日"能够帮助你做到这一点。这样会让你维持在一般日子里对于善意的一般表达，但是选择特定的一天来将之提高到一个高得多的水平。这可能就是为什么专门用一天或一个下午来做志愿者工作，无论是每周一次还是每月一次，都能够产生很多积极情绪的原因。这可能也是科学研究表明，帮助他人能预示长寿的原因。

方法6：追随你的激情

带着激情生活，给自己玩乐的权利，找到能够让你获得心流体验的独一无二的活动。心流的状态是指，在那些高峰时刻，你完全投入活动里，因为这些活动所提出的高挑战与你不断增长的技能匹配良好。你的每一个行为、活动和想法，都自然地随着上一个流动，你充分地参与着。有些人在他们的爱好中进入心流。对于我丈夫来说，心流就是海滨钓鱼。他可以连续几小时站在海浪里，观察水流和旋涡，并希望永远待在那里。这几乎完全与晚餐材料无关。每当我问他是否从钓鱼线上得到了晚餐，他总是提醒我，这叫"钓鱼"，而不是"捉鱼"。对我来说，心流则是烹饪。我喜欢阅读菜谱并准备精美的膳食。随着烹饪技能的提高，我不断地寻找新的挑战，例如在我们惯例的邻里聚餐中为30个人准备食物。

　　然而，在更多的情况下，人们在工作中体验到心流。我也是这样，我觉得我拥有世界上最好的工作。设计研究、分析数据、得出结论、指导新兴的科学家、找到合适的方法与同仁交流研究成果，这些都是可以令我全神贯注的活动，让我失去了所有的时间观念。考虑到我们把生活中惊人的比例都贡献给了工作，你完全应该从事能够提升你日常积极情绪的工作。

方法 7：梦想你的未来

　　另一种提高积极情绪的简单方法，是更加频繁地梦想你的未来。**为自己构想最好的将来，并非常详细地将之形象化**。相对于自省的人，被随机分配来进行这项练习的人在积极情绪上表现得更稳定。虽然目前还不清楚形象化的运转机制是怎样的，但可以确定的是，它能够让你对于每天的目标和动机如何与你关于未来的梦想相匹配，有一个深入的了解，帮助你在日常生活中发现更多的好处。需要注意的是，形象化已经被发现能激活与真正的活动一样的脑区，这就是形象化一直是获奖运动员们的得力工具的原因。心理练习或许能够与身体练习一样有效，至少，这是一个积极且充满活力的方法。形象化可能在你的长期项目中格外有效，像是接受教育、写作一本书或是建立社区人际关系。

方法 8：利用你的优势

　　每天都有机会做自己最擅长的事情的人，凭借他们的优势行事，更容易欣欣向荣。优势是高度个性化的，因人而异。一些优势确定了你在工作中最能做出贡献的地方，如果整合起来的话，则确定了你可以对整个生活做出的独特的影响和贡献。研究表明，了解自己的优势可以带给你一个高峰。

积极心理学最大的早期贡献之一是制定了一项基于 24 种个性优势将人们进行分类的调查——由塞利格曼本人带头，从好奇、正直，到善良、公正、谦逊和乐观。与我在密歇根大学的同事克里斯托弗·彼得森（Christopher Peterson Questionnaire）一起，塞利格曼调查了世界上的多种文化来建立一个个性优势和美德的综合指数，该指数用一个叫"优势调查"（VIA Signature Strengths）的问卷来评估。另一个可以用来了解你自己优势的、非常引人注目的方式，是咨询对你比较熟悉的人，并让他们来描述处于最佳状态时候你。这个"反映最佳自我的练习"是由我在密歇根大学商学院的同事开发的。它获得了广泛的赞誉，被作为一种对个人发展有激励作用的工具。第 11 章介绍了如何使用这些工具，来发现你的个人优势。

无论是如何了解到自己的优势的，通过一项调查或是通过其他人的视角，你都可以从中提取出很多关于你的高峰的关键信息，然后以一种能够更加频繁地应用自己的优势的方法，来重塑工作或日常生活。但是，比起简单地记感恩日志或形象化你最佳的自我，重新制订工作或日常生活流程是一件更加艰巨的任务，它要求深入和反复地实行。简单地练习一项优势和做出一个贡献就非常令人欣慰了，这是由衷的个人意义的一个来源。一项研究实验对比了单单了解个人优势与了解并努力应用这些优势的效果差异，从这项工作中，科学家们发现，来自了解自己优势的积极率提升很显著，却是暂时的。相比之下，来自寻找应用优势的新方法所产生的积极情绪提升，则既明显又持久。

方法 9：与他人在一起

实现欣欣向荣并不是一种孤立的努力。没有人能孤立地实现他的全部潜力，这一点在科学上已经被证实。每个欣欣向荣的人都与其他人有温暖和可信赖的关系，无论是与爱人、亲密的朋友、家人还是上述所有。并且，与枯萎凋零的人相比，欣欣向荣的人每天会花更多的时间与他们亲近的人待在一起，而很少独自待着。事实上，欣欣向荣和享受良好社会关系之间的纽带是如此强大和稳定，以至于科学家将它视为欣欣向荣的必要条件。

这可能部分反映了仅仅与他人在一起，无论你是否了解他们，都是增加积极情绪非常可靠的方法。科学家已经充分地证明了这一基本事实。有些科学家追踪了人们的日常活动和情绪；其他科学家通过随机地把人们分成独自一人和与其他人在一起的对照组。结果很明显：**人们通过与他人在一起，获得了更多的积极情绪。**

因此，无论怎样，请每天都与他人建立联系。即使你不是一个天生就非常外向的人，也可以这样去做。科学实验表明，当你和别人在一起的时候，即使你只是假装外向，也就是说，你表现得大胆、健谈、充满活力、积极主动和自信，无论自然天性如何，你都可以从那些社会交流中吸取更多的积极情绪。我自己的研究表明，你并非必须生而外向或表现得外向，只是培养对他人的关爱似乎就足够了。努力培养这种温和性情与同情心的人，比起一如往常地生活着的人，会从与他人的日常交往中获得更多的积极情绪。你可以尽可能地尝试培养更多对他人的关爱，看看会有什么样的积极情绪资源流淌出来。我的预测是，当你和别人在一起的时候，你的微笑更多、欢笑更多，能享受到更多的积极情绪，并且能建立更深入和更令人满意的联系，生活更丰富，能够欣欣向荣。

方法 10：享受自然的美好

对于欣欣向荣来说，自然环境可能同社会环境一样重要。因此，提高积极情绪的另一种非常简单的办法，就是到外面去。更确切地说，在春光灿烂的好天气里外出。这个建议来自我以前的一名学生，马特·凯勒（Matt Keller），他现在是科罗拉多大学博尔德分校的助理教授。

马特对于天气对积极情绪的影响非常感兴趣。他一直都生活在阳光明媚的得克萨斯州，然后他突然意识到自己在密歇根州的安阿伯的不同心境。在安阿伯，云朵飘荡得如此之低，我住在那里的时候，常常觉得它们就聚集在我的脑袋上！因为注意到安阿伯的天气和他自己心情之间的联系而激起了兴趣，马特回顾了关于这个主题的科学研究。他惊奇地发现，好天气能改善心情是无稽之谈这一结论，完全没有经验性证据的支持。马特根本不相信这一点。

他有预感，科学证据的惊人缺乏，可能是由于人们花在户外活动上的时间非常有限。现代生活的一个可悲事实是，我们与天气的直接接触几乎完全隔绝了，我们平均 93% 的时间都花在室内。注意到这一点，马特预测，只有当人们把适度的时间花在室外活动上的时候，好天气才会提高人们的积极情绪。

我的实验室定期收集被试的心情的数据以及关于他们拓宽了的思维或是开放性的数据。一年春天，马特给我们的标准测验系列加上了一个简单的问题："你今天在户外花了多少时间？"然后他每天从国家气候数据中心下载当地天气的精确信息。两个明显的结果出现了。在好天气里，在户外花了 20 分钟以上的人，表现出预料中的积极情绪的增长。然而，对于几乎没有花时间在户外的人来说，天气和积极情绪基本无关。我们还了解到，当天气好时在户外至少花了 20 分钟的人，具有更广阔和开放的思维，甚至连他们的工作记忆广度（working memory span）都更大，他们可以实实在在地在脑海中保持更多的想法。这个发现令我们震惊，因为工作记忆广度长期以来一直被看作智力的一个间接指标。如果是这样的话，仅凭外出就可以让你更聪明！

下一个春季，我们用实验检验了马特的预测，随机地将被试分成是否花时间外出，然后测量他们的积极情绪和思维的扩展情况。我们得到了相同的结果。这告诉我们，我们的发现并非只适用于"户外活动爱好者"。每一个在好天气里花时间外出的人，都表现出积极情绪的增长和更加开阔的思维。后来，在全年内进行的研究揭示，这些影响具有季节性，只在春季和初夏表现出来。

当你沉浸在大自然中时，大自然的魅力会不由自主地吸引你的注意，而它的广阔又让你的注意力不断扩展和丰富。体验大自然这两种品质，很可能带来积极情绪和开放性，并让你在大自然中具有愈合和恢复能力。还记得关于住院时长取决于你医院病房的窗口是否能展现大自然葱翠的那个研究吗？类似的研究表明，人们可以通过把时间花在与大自然相联系的户外活动上，来把自己放到愈合的轨道上。简单来说，**户外活动可以让你看得更远，并拓展思维，让你对更多的事物感觉良好**。

方法 11：打开你的心灵

积极情绪自然而然地打开你的思维，就像玉簪花随着阳光绽开一样。这种规律的美丽之处就在于，积极情绪和开放性相辅相成、相互触发并彼此强化。这种双向联系意味着，**为了提高积极情绪，你可以使用的另一个杠杆是保持开放性**。保持开放，积极情绪就会随之而来。

在那 7 天的静修期间，随着不断地练习觉知力，我发自肺腑地感受到了这种良性循环。积极情绪充满了我的全身——敬畏、感激、快乐以及深入而持久的宁静。一波又一波的积极情绪，让我对更多的学习和练习保持开放。我越发感到好奇。我知道关于觉知力如何降低消极情绪的证据，但是觉知力到底是如何释放出我现在正在体验着的积极情绪的涌流的呢？觉知力是如何将我与我毕生的事业相联系的？它与我的扩展和建构理论有什么关系？

引导静修的老师们一次又一次地强调，觉知力是一种通过关注此时此刻并保持开放，来让一个人学会技能的。觉知力为我们应对日常生活中的挑战提供了一种巧妙的手段。那时让我印象深刻的一件事情是，觉知力训练教会我带着积极情绪来做一些自发的和自动的事情，它教我打开自己的思维。当你练习觉知力时，并不是直接培养积极情绪，而是径直朝开放性走去。然而，由于开放性和积极情绪是交融的，在相互触发和放大，你新培养出的开放性为积极情绪敞开了大门，创造了良性循环的契机。

你和其他人一样，已经一次又一次地获取过开放性和觉知性。拥有积极情绪是你与生俱来的能力，你从人类祖先那里继承了它。根据大自然的设计，积极情绪开启你的思维。大自然确保你从生活中体验到觉知意识的滋味，体验到把你放上成长性轨道并建构资源的开放性。你每一次体验到由衷的积极情绪的时候，都自动地且不费吹灰之力地得到了那些扩展和建构的时刻。并且，如果希望得到更多扩展和建构的时刻，你可以通过保持开放来实现。通过这样做，你有意识地打开了思路。这是一种巧妙的方式，能让你达到积极情绪自发产生的开放性思维空间。在这里，要感谢我们人类情绪系统的结构，一旦你刻意地培养了开放性，积极情绪就会自动地随之而来，同时还带着它的随从——扩展和建构。

作为对于这些想法的支持，一个研究随机地把被试分组，一组是目标群组，进行觉知力冥想练习，另一组不进行练习。在目标群组学会冥想的之前和之后，两组都参与了实验室测试。除了测试之外，他们还带上了一个将 27 个感受器分布在头皮上的帽子，用以监测他们的大脑活动。在训练环节刚刚完成和完成 4 个月之后的两段时间里，目标群组都表现出了左侧大脑的激活，这是一个与更强的积极情绪反复联系的模式。另一项研究发现，与冥想初学者相比，高水平冥想者在更多的积极情绪之外，还表现出了更多的自我意识和接受性。这进一步证明，开放性和积极情绪是齐头并进的。从这些研究中得到的数据表明，通过觉知力冥想练习培养开放性，确实能够提高积极情绪。

因此，开放性推动积极情绪，而且**冥想是提高开放性的一个巧妙的方法**。但它并不是唯一的方法。**另一条途径是减少某些倾向于制约和拆分体验的思维习惯**。最近，科学家们指出，你，还有其他的每一个人，都面临着一种"快乐悖论"。也就是说，当对一个积极的体验想得太多的时候，实际上你就削减了这个体验，并降低了从中获得的积极情绪。我们在完全没有意识到一个信息可能是积极情绪杀手的情况下，就热切地要求得到信息。因此，对美好的解释反而清除了它。这里的一个教训是，你最好就把随机的善举当作随机的来接受。对美好保持开放，无论它是怎么来的。练习接受，而不是分析，这样你的积极情绪就会绽放。

　　一段时间以前，丈夫经常拿我的旧手机取笑我。它的主屏幕上有一小条我可以修改的显示文字。多年以来，它只是显示着"芭比的电话"。"难道你就不能想出比这个更有创意的内容吗？"他开玩笑地说。我对此进行了片刻的思考，然后把那条文字改成了"保持积极"。但即使我这样做了，这条信息看起来还是不自然。我很清楚地知道积极情绪带来的丰富好处，但是人们不能简单地强求自己保持积极。我们不能强制我们的情绪。换句话说，甚至连我也不能贯彻"保持积极"这条信息里的建议。在更深入地回顾了积极情绪和开放性之间的交融之后，我后来再一次更改了那条文字。现在它的内容是"保持开放"。自那以后，我一直惊叹于这个简单的提醒竟能够如此重要。

　　对于觉知力的冥想修炼打开了你的思维，而其他古老的冥想修炼似乎更直接地开启了你的心扉。修炼这些其他形式的冥想，可以帮助你体验与他人之间的联系，引发深刻而由衷的积极情绪。

　　我在第 5 章对此进行了描述。尽管大多数关于冥想的西方科学一直以觉知力冥想为中心，但是我在这里将探讨一个同类技术的效果，即仁爱冥想。我最初被仁爱冥想吸引，是因为它更直接地以唤起积极情绪为目标，特别是在人际关系中。一路走来，我们发现了很多关于开展仁爱冥想修炼所带来的情绪反响。这里我来描述一下如何开展仁爱冥想。

　　仁爱冥想是一种用来增加对于温暖的感受以及对自己和他人的关照的技术。和觉知力冥想一样，仁爱冥想产生于古代佛教修炼心灵的实践。两种练习都包括以坐姿进行的静思，要求人们闭上眼睛并带着对呼吸的初始关注，但是在仁爱冥想中，你的目标是训练情绪以一种毫不吝啬的方式，走向温暖、柔和以及同情的感受。你把这些温暖柔和的感觉首先导向自己，然后导向一个不断扩大的与他人组成的圈系。

修炼仁爱冥想并不是心灵的灵丹妙药，它无法始终让积极情绪飙升。尽管如此，通过这种形式的冥想修炼产生的积极情绪，仍然是人们生活中一大批收益的原因，从品味的能力和觉知力的提高，到更容易接受自己、找到积极的意义和信任他人。修炼者甚至更少地遭受疼痛、劳苦、着凉和流感。修炼仁爱冥想帮助人们把日常情绪的河床向更高的地方移动。他们最终变得不那么沮丧，并且对生活更加满意。如果你在自己的生活中尝试仁爱冥想，试一试在第 11 章中描述的冥想，或者参加一门课程、找到一位老师。

从这里引申出的观点

积极心理学是一个年轻的领域，但它已经发展出了不少智慧。出生在科学家族中，积极心理学有一种质疑的禀性。它依赖于数据，寻找你能够信任的证据。所以，你可以放轻松，因为它提供的智慧是经得起考验的，纯粹的奇思异想已经被抛弃了。在这一章中，我已经把讨论限制在了经过科学检验、并能够提高人们积极情绪的方法当中。你可以尝试一下，看看它们是否以及在何种程度上提高了你的积极率，让你的空间扩展并欣欣向荣。

也许你现在已经注意到了，有一些方法很简单。对善意和感激睁开眼睛；品味你看见它们时的美好；将你美好的未来形象化；变得更具有社会性；出去走走。这些小的变化，可以在任何时候提升积极情绪。这些方法结合在一起，可以更多地释放你身上 6 种最常见的积极情绪——

爱、喜悦、感激、宁静、兴趣和希望。当它们被释放时，你的思维将被打开，并把你推上坚韧和成长的轨道。

其他的方法需要更多的努力。重新设计你的工作或生活，以便更好地利用自己的优势；学习带着觉知力、仁爱，或两者一起来进行冥想；把寻找积极的意义变成你默认的心智习惯。虽然这些自我改变的任务更艰巨，但它们所带来的积极情绪报偿已经被证明十分巨大，把你的努力投入这些方法上是相当值得的。

积极心理学实际上才刚刚起步，这一章精选的方法是它第一批收成中的精华。在下一章，我会把这些方法提炼成工具，在你想要培养积极情绪的任何时候都可以使用它们。我也会与你分享一些有待检验的设计板上的新颖的想法。只有时间才能告诉我们，积极心理学在未来会结出什么样的果实。然而对你来说，真正的考验是在亲自尝试它们时，这些工具的使用给你带来了怎样的感受。

POSITIVITY
锦囊 积极情绪

增加由衷的积极情绪是开启欣欣向荣的钥匙。你可以通过看到事物的好的方面、增加善意举动、带着激情生活、更加频繁地梦想未来、做自己最擅长的事情、与他人和自然建立亲密而友好的联系等途径来实现这一点。

意义即你对自己目前情况的解释。如果用积极的方式来思考各种事物的意义，你就为积极情绪的成长铺平了道路。

第 11 章

收获欣欣向荣的生活

> 生活给了我们消极情绪，创造积极情绪则是自己的事。
> 种下积极情绪的种子，你就会收获欣欣向荣。

　　了解了我和其他科学家们关于积极情绪所做的众多研究，你需要从适用于别人的东西转向对你有用的东西。拥有你自己的灵光一刻，去发现什么能唤起你真实而由衷的积极情绪。

　　这种转变很重要，因为科学家一再地发现，情绪是高度个人化的，它们反映了每个人对于当前情境所做出的自我风格的解释。令你感激的情境，对于他人来说可能并非如此。关系到触发情绪的确切事件和情况时，每个人的情绪都是不同的。也就是说，**你自己的通向欣欣向荣的道路将是独一无二的。**

　　当你开始自我研究时，请把标尺放在手边，即每天都坚持做积极情绪自我测试。然后，当你开始尝试改变的时候，就将比值与之前的进行对照，看一看你是如何达到标准的。

　　我猜，即使没有图表数据，你也能体会到充满能量和活力的新感受。让这些良好的感觉把你带回来做正确的事情，注意并欣赏它们带给你的更加广阔的人生观，为这种"大局"思维喝彩，并认识到这种开放性是让积极情绪流淌所需要的全部。

积极情绪的档案袋

　　为了真正地受益于这一深层次的自我研究，我的建议是你要采取更具体的措施。**将那些在你和每一种积极情绪之间创造出由衷联系的事物和纪念品放到一起，装进一个档案袋**。它你所建构的一种物质集合，仿佛是一个个神龛，装着每种积极情绪的荫蔽。把每种情绪做成一个项目，就好像是你在为一门课完成一项作业。在整整一星期中投入时间完成作业，一周关于喜悦，一周关于感激，如此类推，直到完成关于爱的那一周。

　　你可能在想，这看起来是一个幼稚的任务，或者它看起来只是一项复杂的工作一种对你宝贵时间的无聊或奢侈的使用。

　　尽管在此刻，你可能舒适而无忧无虑，但会不可避免地面临艰难的时刻，甚至可能比你认为的来得更快。并且那些艰难的时刻，无论它们是以损失、侵犯或是迫在眉睫的威胁的方式出现，它们都是消极情绪的温床。并且正如我们已经看到的，消极情绪叫嚷得比积极情绪响得多。它可以迅速地把你拉上一个恶性循环，把你和你对未来的展望都削弱了。

　　为了修正航线朝向积极情绪，比起对于过去那些引发积极情绪的事物进行的少量而模糊的回忆，你需要更多。这就是你自己的独特的积极情绪档案袋发挥作用的时候了。重新审视它的内容，提醒自己生活中好的方面。这个简单的突破，常常能够再一次为你注入活力，并激励你找回通向积极情绪的良性循环的道路。

档案袋中可以包含照片、信件、名言，或者对你而言带有深刻个人意义的物品。在把这些纪念品放到一起的过程中，你的目标并不是审视喜悦或是感激等。让你的思路保持延伸。当你识别出可添加的新的纪念品的时候，只对回忆采取轻微的碰触，而不要用理性分析的重手。你的目标是创建一个新的个人物品的集合，每当你与它们打交道时，都应该用积极情绪唤醒心灵的个性化触发器。

你可以把档案袋存放在一个简单的文件夹或者盒子里；如果你有艺术细胞，还可以建立一个小型的剪贴簿；如果你的电脑技术不错，就可以建立一个网页或是一个相册。如果你想要创建某个极其便携且无处不在的东西，可以先创建一个物理的档案袋，然后将它的内容牢牢记住。

不管以什么形式，档案袋反映的是你心中的内部机制，你自己的积极情绪。营养学家要求他们的客户注意特定的食物让他们感受如何，我要你注意特定的活动、情况和思路给你的感觉如何。熟悉令你振奋和快乐的东西，当你这么做的时候，你对于日常体验就既获得了认知，也得到了掌控。

不要急于完成这个过程，品味和享受它。用完整的一个星期去和每一种情绪产生共鸣，并为那种确实打动你的感觉建立档案。建立档案本身就能够成为一种非常有益和令人振奋的体验，千万不要错过了！

　　我想出建立这些档案袋的主意的灵感，是来自詹姆斯·帕维尔斯基（James Pawelski），他是宾夕法尼亚大学的、世界上最负盛名的积极心理学中心的教育系主任和知名学者。作为一名新兴的积极心理学家，詹姆斯收到了范德比尔特大学助理教授一职的面试通知。他既兴奋又紧张。为了让自己对那个面试充满信心，他创建了我所谓的自豪档案袋，其中包含了他与积极心理学创始人、他深深尊敬和钦佩的学者们之间的联系——一封来自米哈里·希斯赞特米哈伊（Mihaly Csikszentmihalyi）[1] 的令人鼓舞的电子邮件和一张他自己和塞利格曼的快照。他还补充了其他让他感到安全和具有价值的纪念品。等他准备好求职演说后，他用面试前的最后 30 分钟重温了档案袋，并在情绪上与它建立联系。它提醒他，尽管他很年轻，却是既受人尊重而且很有能力的学者。在面试时他表现得平静而自信。

　　由于档案袋对他的效果如此之好，几年以后，作为与塞利格曼并肩工作的教育系主任，詹姆斯将这些想法集结成一个研究项目，布置给世界第一流的积极心理学学科点——宾夕法尼亚大学应用积极心理学的硕士生们。我定期担任那个项目的客座教学人员，詹姆斯的一些学生与我分享了他们在制作和使用积极情绪档案袋时的体验。现在我与他还有其他人合作来检验这些档案袋在各种情况下的有效性。

　　我也制作了自己的档案袋。第一个是为爱建立的，它包含我的两个儿子和我深爱的丈夫的照片。与这些在一起的，是 20 世纪早期法国作家普鲁斯特的一句名言："让我们感谢给我们带来快乐的人；他们像可

---

[1]　他是积极心理学奠基人、"心流之父"，想知道如何提升创造力以及体会"心流"，欢迎阅读由湛庐策划、浙江人民出版社出版的其著作《创造力》。　　——编者注

爱的园丁，让我们的灵魂如鲜花般绽放。"我也加入了被我们称为"爱的椅子"的快照——我们客厅里一张塞得过满的半躺式沙发，我们会在那儿静静地拥抱在一起分享时光。当然，重要的并不是那张沙发。但是这张照片能提醒我更经常地与我的家人走去那里，去创造和品味更多的温馨时刻。最后，可能再一次反映了我的科学家内核，我的爱的档案中还有一张照片，是一对黑猩猩在相互梳理皮毛。这让我记住，爱的冲动是古老的、普遍的和不可阻挡的。

重温我的爱的档案袋，能提醒我要保证正常的休息，当我不在学校或正在旅行的时候时常打电话回家，与我的孩子和丈夫更深入地交流、去紧紧地抱住他们。我与他们分享的爱开启了我的心灵，为我重注活力，教会我如何更充实地生活。

建立你自己的档案袋

为了把这个过程结构化，我将会指导你依次建立 10 种积极情绪的档案袋。对于每一种情绪，我会从提出一系列的问题来开始。当你回答这些问题的时候，自己记录下来。想到了哪些记忆和画面？找到最合适的照片、文字和物品来创建每一个档案袋。也许一首歌曲或者一段视频能够唤起那种感觉，又或者是一种气味、口感或触觉。带着细心和创造性来组合，每一个都是你给自己的一份礼物。

为了建立你的**喜悦档案袋**，想一想：

1. 当你觉得安全、轻松和喜悦，对于那一刻正在发生的事情感到绝对的高兴，是在什么时候？

2. 当事情完全按照你的心意发展，甚至比你期待的还要好，是在什么时候？

3. 当你感到脚步轻快、止不住地微笑或者有一道暖融融的光线照射在身上，是在什么时候？

4. 当你觉得好玩，想要一跃而入并参与其中，是在什么时候？

为了建立你的**感激档案袋**，想一想：

1. 当你觉得感激或感谢，深深地为某人或某事赞赏，是在什么时候？

2. 你最珍惜的礼物是什么？当某人想方设法地为你做一些好事，是在什么时候？

3. 当你因为自己是那么的幸运而心里美滋滋的，是在什么时候？

4. 当你对善意有做出回报的冲动，是在什么时候？是什么激发了你想要创造性地进行报答？

为了整合你的**宁静档案袋**，想一想：

1. 当你感到完全地平和与宁静，真正地对你自己觉得满意，是在什么时候？

2. 当你感觉自己的生活是如此舒心，是在什么时候？

3. 当你的身体完全放松，全部的身体紧张都消失不见，是在什么时候?

4. 当你休息并完全沉浸在其中,品味你感受到的美好,思考让这种感觉在你生活中多多出现的新方法,那是什么时候?

为了设想并建立你的**兴趣档案袋**,想一想:

1. 当你对于在面前展开的奥秘或可能性深感兴趣,是在什么时候?

2. 当你觉得很安全,但又被一些新的未知的东西所吸引,是在什么时候?

3. 当你感到极其开放和活跃,就好像你自己内心的视野在不断扩展,是在什么时候?

4. 当你感到有一种强烈的欲望去更多地探索和学习、去将自己完全地投入新发现中并且享用一场新思想的盛宴,是在什么时候?

为了开始你的**希望档案袋**,想一想:

1. 当你感到充满希望和乐观,受到一个美好结果的可能性的鼓舞,是在什么时候?

2. 当你面临不确定性时,你对最坏的结果感到恐惧,却又在某种程度上仍然相信事情会往好的方向发展,是在什么时候?

3. 当你真真切切地渴望某些更好的情况发生,是在什么时候?

> 4. 当你发掘你的创造性去为一个更好的未来做出努力，是在什么时候？

为了开始你的**自豪档案袋**，想一想：

> 1. 当你最为自己感到自豪，对自己的能力充满信心和自我肯定，是在什么时候？
>
> 2. 你在什么时候做了一些值得称道的事情？通过你的努力成就了一些什么？
>
> 3. 是什么令你昂首挺胸？是什么让你想要与别人分享你的好消息？
>
> 4. 是什么吸引你去梦想你可能在未来取得的成就？

当你准备好设想和建立你的**逗趣档案袋**时，回顾一下：

> 1. 是什么让你觉得犯傻和有趣？是什么把你逗乐了？
>
> 2. 当你和其他人发现或激起了某种不可预见的些许幽默，是在什么时候？
>
> 3. 是什么让你大笑？当你和其他人以抑制不住的笑声感染彼此，是在什么时候？
>
> 4. 当你产生与其他人分享愉悦的冲动，并且也许在这个过程中建立起友谊，是在什么时候？

当你准备好开始建立你的**激励档案袋**时，想一想：

> 1. 当你真正地感到被美好所激励、振奋或鼓舞，是在什

么时候？

2. 当你遇到真正的成就或美德，或是看到某个人表现得
   比你预期的还要好，是在什么时候？

3. 当你觉得被吸引着去见证在你眼前呈现的成就，是什
   么时候？当你看见人类的最佳状态、下巴差点掉下来，
   是在什么时候？

4. 当你感受到尽最大努力以达到更高的水平的冲动，是
   在什么时候？

当你准备好设想你的**敬佩档案袋**时，回顾一下：

1. 当你感到强烈的好奇或惊讶，真正地对周围环境感到
   惊叹，是在什么时候？

2. 当你极大程度地对伟大或美丽感到不知所措，是在什
   么时候？

3. 当你为庄严惊呆、止步，是在什么时候？

4. 当你感觉到自己属于一个远远大于你自己的事物的一
   部分，是在什么时候？

当你准备好要投入对你的**爱的档案袋**进行创建的时候，想一想：

1. 当你最容易感受到在你和另一个人之间的爱意涌现，
   是在什么时候？当你在社会关系中感觉到亲近、安全、
   可靠和信任，是在什么时候？

2. 当你的某一种人际关系引发了某种或某几种其他形式

的积极情绪——喜悦、感激、宁静、兴趣、希望、自
豪、逗趣、激励或敬佩，是在什么时候？

3. 当你发现自己情不自禁地靠向心爱的人，肯定他的与
众不同，是在什么时候？

4. 当你享受挚爱的人陪伴的感觉，从而珍惜他们或是在
他们的怀抱中笑容满溢，是在什么时候？

如何使用你的档案袋

**我鼓励你把积极情绪档案袋看作生活中的文献，要不断地发展它
们、更新它们。记住，它们需要保持新鲜，才能提升你的积极情绪。**
还记得享乐跑步机吗？那是科学家们杜撰出来的词，用来形容人们快
速蒸发的情绪波动。如果你只做了一个档案袋，把它放在桌面上十分显
眼的位置，但是从来不以任何方式添加或修改它，我几乎可以保证，它
将很快失去作用。你将对它熟视无睹，它会像墙纸一样褪色成为背景。

拥有 10 个不断成长的档案袋，其好处就在于你有机会跳出跑步机
的步调，保持积极情绪的活跃和精彩。

也许与你的直觉背道而驰，但我还是建议你只把一个带在你身边，
而将其他的档案袋存放到一边，藏到视线以外。如此一来，你身边的档
案袋将充当为你抵抗生活中恶性循环的盾牌以及你在良性循环上的立足
点。并且，在开始注意到你从这个档案袋中获得的提升正在减缓的时
候，考虑一下如何才能用新的项目来给它充电。然后，在你使用另一个

档案袋的时候，给它放个假。以这种方式轮流使用，它们就不会因负担过重而被用坏。

另一个保持积极情绪光芒四射的关键，是带着觉知力与它们互动，认准一个目标，即唤醒你的心去面对你所寻求的积极情绪。不要只看档案袋中的内容；花时间深入地参与每一个项目。记住第一次加入各个项目时，你的感觉是怎样的。回想起那段记忆，让它尽可能充分地渗透你，与它产生共鸣。然后环顾四周，去发现还有什么可以让你产生这种类型的积极情绪。科学表明，带着觉知力观赏珍爱的东西，可以让你保持积极情绪的高产。

当你着手于档案袋中的内容时，记住要保持轻松的接触。积极情绪既强大又脆弱，你不能强迫它们，或者纯粹地靠意志力来让它们持续下去。积极情绪的最佳触发器往往是微妙而无法预料的——不期而至的微笑、美丽或慷慨。那么，最好的策略很可能只是保持开放，这样你就可以在它们发生的时候摄取这些微妙之处。如果你选择去看它们，很快就会发现它们环绕在你的身边。发现它们以后，品味它们。请记住，科学研究表明，积极情绪并不需要凭借强烈或持久的关注而变得强大。

始终将一个档案袋放在咫尺之外，在你的公文包、背包或移动电子设备中，这样，你就可以在最需要的时候使用它。也许，你会因为心爱的人在动手术而被困在候诊室里；也许，你将要面对一群陌生的观众进行一场重要的演讲；也许，你只是在公司经过了烦琐不堪、充满压力的一天，并需要在回家问候家人之前转换下心情。这时，你身边的档案袋就可以帮助你更轻松地呼吸，打开你的心扉并扩展你的思维。我相信你很快就可以更加广泛、更富有同情心地去思考。

创建和使用积极情绪档案袋的 10 个窍门:

1. 保持真诚。让你的积极情绪是由衷的，而不是强迫的。

2. 拓展你的积极情绪档案袋的深度。收纳多种物品。

3. 制作多个档案袋。不要单独地依赖于特定的一种积极情绪。

4. 让你的档案袋随着时间的推移而不断发展。不断地对它们进行添加。

5. 始终把你的档案袋放在手边。

6. 当你感到被一种恶性循环拖累时，拿出你的档案袋。

7. 带着觉知力和开放的心态来对待你的档案袋。

8. 保持一种轻松的、心理上的接触。不要特意分析它。

9. 当一个档案袋失去功效的时候，换另一个。

10. 问自己："为了培养这种感觉，我现在可以怎么做？"

那么，现在你知道关于积极情绪的消息了。在选择这本书之前，你知道拥有积极情绪让你感觉很好。你本能地知道你宁愿感到喜悦而不是悲哀，感到希望而不是绝望。你已经开始欣赏积极情绪了。

本书的目标，是深化你的欣赏，让你睁开眼睛，看到内心深处和未来，看到积极情绪在你的生命故事中所发挥的重要作用。积极情绪就好像夜视镜，让你在黑暗中能够看得见自己和其他事物。我的希望是，这里提供的关于积极情绪的科学见解，给了你一套启示性的镜片——放大和加倍你生活中的美好，让你能够欣欣向荣。

让真相翩翩起舞

你现在知道从积极情绪中获得的良好感觉，仅仅是某个更深刻的东西的开始。并且，只要你允许，这个新知识就可能改变你的人生。在这最后一章里，我会对关于积极情绪的 6 个最重要的科学真相，进行重申。

事实一：积极情绪让你感觉良好；

事实二：积极情绪扩展你的思维；

事实三：积极情绪建构资源；

事实四：积极情绪提升坚韧性；

事实五：高于 3 ：1 的积极率预示着欣欣向荣；

事实六：人们能够提高他们的积极率。

简单地列出事实一到事实六，表达的意义并不完整。为了看见积极情绪的全部美丽，我们需要退一步，并让之与现实交融。让它们与彼此发起对话并取得联系，让它们在舞池中旋转。这时，它们在交互因果的祖传舞蹈中，诱发出彼此的能量。

注意发生了什么。例如，当某一个现实与事实一——积极情绪让你感觉良好并挽起手臂的时候，你会看到舞步加快了。那个动态系统确实发生了。这是因为，事实一的本质可能是达尔文的自然选择学说。为什么？因为"感觉良好"为积极情绪既提供了诱因和奖励，又驱动了系统、提供了燃料。

想一想：是谁教给孩子们怎么玩耍的？没有人！这存在于他们的基因中。孩子们玩耍，是因为玩耍的感觉很好，而且在玩耍当中，孩子们尝试和学习着新想法、结交新朋友，并让他们的身体更强壮。因为积极情绪的扩展和建构功能，玩耍带来了学习和成长。但是，孩子们不需要知道潜在的科学理论，他们只需要继续去做这些让他们产生良好感觉的事情。同样，我可以很有信心地说，根据自然选择，你被天然地设计着要欣欣向荣，你只需要去做能够在你身上产生由衷积极情绪的那些事情。

然而，也许像许多成年人一样，你早已失去了孩提时代曾经拥有的强大的玩乐主义。不知为何，我们的文化引导我们去相信，别的东西比感觉良好更重要，比如努力工作或赚钱。如果你也是这样的话，请记住，如果你想要充实地生活，感觉良好是至关重要的。让积极情绪的光芒把你吸引进去。

现在让我们再来看一看事实二——积极情绪扩展思维是如何作用的。有了它，你的眼光被扩展、新的想法层出不穷。当然，那些想法中的某些结果可能被证明是愚蠢和完全徒劳的，但其他的却非常耐人寻味。它们有重要的后续影响，最终会结出果实。

事实二就像是一个随机的行为发电机：一个扩展的思维让你破除陈

规旧习，去做任何不同的事情。像这样的随机性对于建构资源（事实三）、从逆境中弹回（事实四）和欣欣向荣（事实五）来说，都是必不可少的。

事实上，随机性在生活中扮演着一个关键且必要的角色，就像达尔文的自然选择理论所塑造的那样。从技术上来说，繁殖从来都不是完美的。也就是说，生物在繁殖的时候，并不是克隆它们自己。随机的遗传变异偷偷潜入，使每个后代都略微不同。至于在帮助后代生存方面，这些遗传变异可能是有益的、有害的或完全无关紧要的。有益的部分得到了传递，在后代中变得越来越常见。简而言之，如果没有随机的遗传变异，包括你在内的生物就不会进化。随机的遗传变异甚至可以带来全新的生命形式。也许是一样的道理，积极情绪中"做任何事"的精神所固有的随机性，将把你指向一种新的生活方式。事实二帮助你摆脱枯萎凋零的单调桎梏，并踏入欣欣向荣的生机中。

事实三，积极情绪建构资源，给每一段舞蹈都带来了点缀。它虽然动作缓慢，却随着时间的推移蓄积势力。它把你的注意引向长远的未来，它保证你明年或者下一个季节的此时会更好。并且当它与事实二，积极情绪扩展思维交互旋转时，随机性和有效性会携起手来，并发动积极情绪的良性循环。

事实二和事实三优雅的良性循环之舞，引出了事实四——积极情绪提升坚韧性的动态能量。如果你仔细观察，会看到积极情绪的良性循环并不是消极情绪恶性循环的镜像反射。根据大自然的设计，它有更多的社会性、开放性和穿透力。因为有了它，你才能摆脱困境、在社区中康复并成长得更加强壮。

这里就出现了事实五，高于3：1的积极率预示欣欣向荣。在一个大动作下，它撼动了舞池并震惊了每一个人。一个分界点隆起，并把起舞的人群分成了两部分。一边，积极情绪的端点完全丢失了。没有什么不同的情况发生，舞蹈最终停止了。但是在另一边，一切都真正地在跳跃。所有的事实都在闪耀，做它们自己的事情。它们破茧、盛开、旋转、反弹，并折回来获取更多，全都带着异常的美丽和优雅。确实是一派值得注视的景观。你想要加入事实五这个分界点的哪一边？答案很明显。

所以，当你看见事实六——人们能够提高他们的积极率时，感谢你的幸运星。事实六张开双臂，热情地微笑着，欢迎每一个人的加入。在学习了一些关于诚意和保持轻松接触的基本规则后，你拉起一个舞伴踏入了舞池。正如我以前说过的，这是双赢：你自己感觉良好，也使世界更美好。

从这里引申出的观点

几年前，我收到一张贺卡，上面写着："生活单方面地给了我们消极情绪。创造积极情绪是我们自己的事。"我喜欢这段话，因为它提醒我们，积极情绪是一种选择，一个我们必须一次又一次、一天又一天地做出的选择。

在你合上这本书之前，我想要提醒你，你的情绪远不是随机的，就像它远不是由基因来决定的一样。它们在很大程度上源自日常活动和根深蒂固的心智习惯，也许更甚于你曾想到的可能性——你可以选择它们。诚然，消极情绪永远都知道在哪里可以找到你，但是你可以选择减少那些不必要的部分。并且，越是重视积极情绪，它的良性循环就会越频繁地把你抬到新的高度。

你的营养师要求你追踪每天的摄食量和活动量；你的财务顾问要求你追踪现金如何在你的钱包和银行账户上流进流出。而我，要求你监控即时的情绪，不管是消极的还是积极的。意识能够揭示提高积极率的潜在机会，就好像关注热量或现金能够及时地帮助你实现健康或财务目标，监测今天的积极率可以帮助你在下一个季节欣欣向荣。

因此，协调你自己的以及别人的善意；寻找和品味各种形式的善意、美好和卓越；珍惜这些时刻，你就能迎接一波又一波重复出现的感激、敬佩、激励等。变得像植物一样，并朝向光线转动，以它为能源。你越是训练眼睛、思维和心灵去面对生活中的积极情绪，就越会在更多的地方发现它。请记住，你的积极情绪的强度远没有它的频率来得重要。这意味着，即使是轻微的积极情绪，只要你能够常常体验，也能把你带到高地上。通过培养积极的行动和积极的思维，你就为生活种下了更多的积极情绪。种下和收获的积极情绪越多，你欣欣向荣的前景就变得越好。

并且，当达到欣欣向荣这一崇高目标时，你就为创造一个真正值得留给我们的孩子的世界做出了不小的贡献。我发现，人们经常为了找到幸福而看得太远，人们努力变得富有或知名，而不是用心享受眼前所拥有的。通过创造更多闪耀着积极情绪的时刻，你做出了终生的选择：你选择了良性循环，选择通向最美好的未来的道路。

把能给你带来各种积极情绪的要素做成档案袋，每次随身携带其中的一个，在需要的时候使用它。

把你的积极情绪档案袋看作生活中的文献，要不断地发展它们、更新它们。记住，它们需要保持新鲜，这样才能提升你的积极情绪。

　　我是在 2008 年汶川地震心理援助的合作中认识安人公司的阳志平老师的，"积极心理学"这个令人振奋的主题，促使我们在之后的"幸福课"社区、积极心理学群博等网络活动中继续合作。2009 年 3 月，我收到阳志平老师关于翻译《积极情绪的力量》一书的邀请。2010 年在"预防研究协会"（Society for Prevention Research）年会中关于积极情绪追踪工具的研究展示以及这本即将出版的关于积极情绪的译作，让我们欣慰地看到，这种宽泛随意的交流，能够在客观成果上有所落实。

　　《积极情绪的力量》的翻译是一个更新视角、拓展思路和汲取力量的愉快历程。相对于有关消极情绪的丰富的研究，积极情绪的分类、识别和功能却由于研究的零散性和测量技术的局限性而长期止步不前。芭芭拉·弗雷德里克森教授作为致力于积极情绪研究的先驱，在十几年间通过一系列针对积极情绪在身心健康状况、韧性、创造性、社会关系、社会偏见、危机应对以及生理和神经活动等方面的交互验证和实证研究，为积极情绪在分类、测量和功能界定方面奠定了基础，并以"拓展和建构理论"为积极情绪的研究提供了第一个清晰统一的理论框架。尽管实证研究本身是思辨、技术、符号和数据的高度整合与提炼，但作者在《积极情绪的力量》一书中，细心地将清冷的科研成果揉入温暖的生活实例当中，将自己的人生感悟、事业的跌宕起伏与积极情绪的螺旋上升规律巧妙结合、娓娓道来，让读者在层层的共鸣、感慨和回味中品尝到积极情绪的馈赠。

《积极情绪的力量》于我而言是学术、翻译和生活中一个静心思考的片段，《积极情绪的力量》所关注的情绪、动机、潜质、美感和价值，我们每一个人都不同程度地拥有和追求。在我们对现实生活的热情参与中，在我们对父母长辈的敬爱感激中，在我们对良师益友的欣赏钦佩中，在我们对自然生命的思考敬畏中……我们汲取、生成、充盈和传递着这些幸福健康的活跃元素。而人生的意义正是由这样无数的积极点滴汇聚而成的，其中的一些有幸被我们察觉、关注、领悟和珍藏了，而更多的却可能被平凡琐碎湮没了。谨希望《积极情绪的力量》的读者们在阅读本书后，对于生命中的积极性，多一些失而复得，多一些品味珍惜，多一些憧憬期待。

感谢在本书的翻译中给予我帮助的老师和朋友们。感谢指引我心理学探索的余嘉元、徐琴美和陈陈老师，感谢在留学生涯中给予我支持和建议的张冬颖、陈晨、李嘉胤、隋智泉、臧石磊等朋友，感谢永远包容、理解和支持我的爸爸妈妈。

最后，再次感谢在译稿初步完成之后协助我校对的安人公司牟百会女士与审校的阳志平老师，以及为本译作出版做出诸多努力的湛庐。

王珺

于科罗拉多

未来，属于终身学习者

我这辈子遇到的聪明人（来自各行各业的聪明人）没有不每天阅读的——没有，一个都没有。巴菲特读书之多，我读书之多，可能会让你感到吃惊。孩子们都笑话我。他们觉得我是一本长了两条腿的书。

——查理·芒格

互联网改变了信息连接的方式；指数型技术在迅速颠覆着现有的商业世界；人工智能已经开始抢占人类的工作岗位……

未来，到底需要什么样的人才？

改变命运唯一的策略是你要变成终身学习者。未来世界将不再需要单一的技能型人才，而是需要具备完善的知识结构、极强逻辑思考力和高感知力的复合型人才。优秀的人往往通过阅读建立足够强大的抽象思维能力，获得异于众人的思考和整合能力。未来，将属于终身学习者！而阅读必定和终身学习形影不离。

很多人读书，追求的是干货，寻求的是立刻行之有效的解决方案。其实这是一种留在舒适区的阅读方法。在这个充满不确定性的年代，答案不会简单地出现在书里，因为生活根本就没有标准确切的答案，你也不能期望过去的经验能解决未来的问题。

而真正的阅读，应该在书中与智者同行思考，借他们的视角看到世界的多元性，提出比答案更重要的好问题，在不确定的时代中领先起跑。

湛庐阅读 App：与最聪明的人共同进化

有人常常把成本支出的焦点放在书价上，把读完一本书当作阅读的终结。其实不然。

时间是读者付出的最大阅读成本

怎么读是读者面临的最大阅读障碍

"读书破万卷"不仅仅在"万"，更重要的是在"破"!

现在，我们构建了全新的"湛庐阅读"App。它将成为你"破万卷"的新居所。在这里：

● 不用考虑读什么，你可以便捷找到纸书、电子书、有声书和各种声音产品；

● 你可以学会怎么读，你将发现集泛读、通读、精读于一体的阅读解决方案；

● 你会与作者、译者、专家、推荐人和阅读教练相遇，他们是优质思想的发源地；

● 你会与优秀的读者和终身学习者为伍，他们对阅读和学习有着持久的热情和源源不绝的内驱力。

从单一到复合，从知道到精通，从理解到创造，湛庐希望建立一个"与最聪明的人共同进化"的社区，成为人类先进思想交汇的聚集地，与你共同迎接未来。

与此同时，我们希望能够重新定义你的学习场景，让你随时随地收获有内容、有价值的思想，通过阅读实现终身学习。这是我们的使命和价值。

本书阅读资料包

给你便捷、高效、全面的阅读体验

本书参考资料

- ☑ **参考文献**
  为了环保、节约纸张，部分图书的参考文献以电子版方式提供

- ☑ **主题书单**
  编辑精心推荐的延伸阅读书单，助你开启主题式阅读

- ☑ **图片资料**
  提供部分图片的高清彩色原版大图，方便保存和分享

相关阅读服务

- ☑ **电子书**
  便捷、高效，方便检索，易于携带，随时更新

- ☑ **有声书**
  保护视力，随时随地，有温度、有情感地听本书

- ☑ **精读班**
  2~4周，最懂这本书的人带你读完、读懂、读透这本好书

- ☑ **课　程**
  课程权威专家给你开书单，带你快速浏览一个领域的知识概貌

- ☑ **讲　书**
  30分钟，大咖给你讲本书，让你挑书不费劲

湛庐编辑为你独家呈现
助你更好获得书里和书外的思想和智慧，请扫码查收！

（阅读资料包的内容因书而异，最终以湛庐阅读App页面为准）

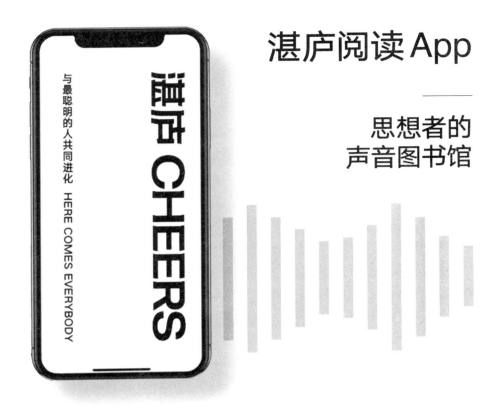

湛庐阅读 App

思想者的
声音图书馆

倡导亲自阅读

不逐高效，提倡大家亲自阅读，通过独立思考领悟一本书的妙趣，把思想变为己有。

阅读体验一站满足

不只是提供纸质书、电子书、有声书，更为读者打造了满足泛读、通读、精读需求的全方位阅读服务产品 —— 讲书、课程、精读班等。

以阅读之名汇聪明人之力

第一类是作者，他们是思想的发源地；第二类是译者、专家、推荐人和教练，他们是思想的代言人和诠释者；第三类是读者和学习者，他们对阅读和学习有着持久的热情和源源不绝的内驱力。

CHEERS

以一本书为核心

遇见书里书外，更大的世界

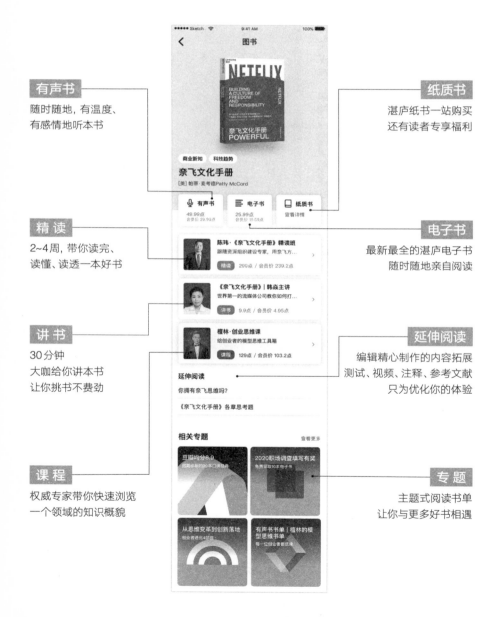

有声书
随时随地，有温度、有感情地听本书

纸质书
湛庐纸书一站式购买还有读者专享福利

精读
2~4周，带你读完、读懂、读透一本好书

电子书
最新最全的湛庐电子书随时随地亲自阅读

讲书
30分钟
大咖给你讲本书
让你挑书不费劲

延伸阅读
编辑精心制作的内容拓展测试、视频、注释、参考文献只为优化你的体验

课程
权威专家带你快速浏览一个领域的知识概貌

专题
主题式阅读书单让你与更多好书相遇

本书中文简体字版经作者授权由中国纺织出版社有限公司独家出版发行。本书内容未经出版者书面许可，不得以任何方式或任何手段复制、转载或刊登。

著作权合同登记号：图字：01-2020-7403 号

版权所有，侵权必究

本书法律顾问　北京市盈科律师事务所　崔爽律师

图书在版编目（CIP）数据

积极情绪的力量 /（加）芭芭拉·弗雷德里克森著；王珺译. -- 北京：中国纺织出版社有限公司，2021.1（2021.12重印）

书名原文：Positivity

ISBN 978-7-5180-8251-3

Ⅰ. ①积… Ⅱ. ①芭… ②王… Ⅲ. ①心理健康—研究　Ⅳ. ①R395.6

中国版本图书馆CIP数据核字（2020）第240726号

责任编辑：闫星　　责任校对：高涵　　责任印制：储志伟

中国纺织出版社有限公司出版发行

地址：北京市朝阳区百子湾东里 A407 号楼　邮政编码：100124

销售电话：010—67004422　传真：010—87155801

http://www.c-textilep.com

中国纺织出版社天猫旗舰店

官方微博 http://weibo.com/2119887771

唐山富达印务有限公司　各地新华书店经销

2021年12月第1版第3次印刷

开本：710×965　1/16　印张：15

字数：192千字　定价：69.90元

凡购本书，如有缺页、倒页、脱页，由本社图书营销中心调换